赖氏针灸处方集

主编 赖新生

编委 李晓喆　张高传　赖东建

北京科学技术出版社

图书在版编目（CIP）数据

赖氏针灸处方集 / 赖新生主编 . -- 北京 : 北京科
学技术出版社 , 2021.6
　ISBN 978-7-5714-1266-1

　Ⅰ . ①赖… Ⅱ . ①赖… Ⅲ . ①针灸疗法—处方—汇编
Ⅳ . ① R246

中国版本图书馆 CIP 数据核字 (2020) 第 261235 号

策划编辑： 刘　立
责任编辑： 周　珊　刘　立
责任印制： 李　茗
封面设计： 源画设计
出　版　人： 曾庆宇
出版发行： 北京科学技术出版社
社　　　址： 北京西直门南大街 16 号
邮政编码： 100035
电　　　话： 0086-10-66135495（总编室）
　　　　　　0086-10-66113227（发行部）
网　　　址： www.bkydw.cn
印　　　刷： 河北鑫兆源印刷有限公司
开　　　本： 710 mm × 1000 mm　1/16
字　　　数： 195 千字
印　　　张： 11.25
版　　　次： 2021 年 6 月第 1 版
印　　　次： 2021 年 6 月第 1 次印刷
ISBN 978-7-5714-1266-1

定　　　价： 49.00 元

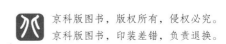

内容提要

　　本书是赖新生教授几十年临床经验之总结。全书分为上、下两篇，共 19 章。上篇为针灸理法方穴的基础理论概述，介绍了针灸治疗原则、针灸诊治特点、针灸治法、针灸处方、针灸施术以及赖氏通元针法。下篇为针灸处方的临床应用，根据功用治法将处方分为解表方、清热方、祛湿方等 13 大类，选方 84 个，处方下面详列穴位组成、主治、辨证要点、组方要点、腧穴定位、针刺手法、注意事项、临床经验及处方歌诀等项。为了便于读者查阅，书中配有处方所涉及穴位的真人图。本书适合广大针灸从业者及针灸爱好者阅读参考。

前　言

针灸处方体现了中医辨证论治的精髓，直接关乎临床的疗效。好的处方，往往能收到拔刺雪污的神奇疗效；而劣的处方，不但不能治疗病痛，往往还徒增病人疾苦，甚至导致气血散乱，绝人长命，遗人夭殃！针灸家岂可轻言手下，宁不躬身自省乎？

笔者从事针灸临床工作几十年，每遇疾病，必当审慎辨证，在博采众长的基础上认真处方，自创并积累了很多屡试屡效的针灸处方。本书从中筛选出84个处方，这也是笔者几十年来潜心针灸临床工作的结晶。这些处方均具有很强的临床实用性和可操作性，对于契合辨证要点和主治范围的病证，均可收到明显的临床效果。疗效是针灸的生命力，因此，这些处方的临床应用价值是不言而喻的。

本书分为上、下两篇，共19章。上篇为针灸理法方穴的基础理论概述，介绍了针灸治疗原则、针灸诊治特点、针灸治法、针灸处方（取穴原则与配穴方法）、针灸施术（施术手法与疗法选择），以及赖氏通元针法。通过上篇的学习，读者可对针灸有个全面的认识，并更好地理解、运用下篇13大类处方。下篇为针灸处方的临床应用，笔者根据功用治法将84个处方分为解表方、清热方、祛湿方等13大类，处方下面详列穴位组成、主治、辨证要点、组方要点、腧穴定位、针刺手法、注意事项、临床经验及处方歌诀等项。其中歌诀是我们遵循雅言为诀、韵律成歌的原则自编的，以便于读者记忆、掌握与应用本书处方。歌诀内容基本包括处方中涉及的穴位名称、功能主治，以及疾病症状或病因分析等，读者在理解的基础上去背诵，可收到事半功倍的效果。

另外，为了便于读者查阅，书中配有处方所涉及穴位的真人图。

本书适合广大的针灸专业人士阅读参考，对针灸爱好者也有一定的参考价值。

赖新生

2021 年 3 月

目 录

上 篇

本篇详细介绍了针灸理法方穴的基础知识，包括针灸之治疗原则、诊治特点、治法、取穴原则、配穴方法、施术手法、疗法选择等，以及赖氏通元针法。通过上篇的学习，读者可对针灸有个全面的认识，并更好地理解、运用下篇13大类处方。

第一章　针灸治疗原则

针灸治疗原则是针灸治疗疾病时所必须遵循的基本法则，是确立治疗方法的基础。《灵枢·官能》云："用针之服，必有法则。"虽然针灸方法多种多样，适用病种千变万化，但我们只要灵活掌握针灸治疗原则，临证时就可化繁为简、举一反三。

一、补虚泻实

补虚泻实又称扶正祛邪，《素问·通评虚实论篇》云："邪气盛则实，精气夺则虚。"虚指人体正气不足，实指邪气偏盛。补虚泻实即扶助正气、祛除邪气。《灵枢·九针十二原》云："虚则实之，满则泄之，菀陈则除之，邪胜则虚之。"《灵枢·经脉》言："盛则泻之，虚则补之，热则疾之，寒则留之，陷下则灸之，不盛不虚以经取之。"

"虚则实之""虚则补之"指用补法治疗正气亏虚之证，即各种虚弱性病证。治疗此类疾病时常选用偏补的穴位，如气海、关元、神阙、命门、膏肓、足三里、太溪等，也可选用相应的背俞穴和原穴。临床应用时需注意：若偏气虚、血虚、阳虚，可用针、灸之补法；偏阴虚，一般不用灸法；阴阳两虚，宜用灸之补法。

"满则泄之""盛则泻之"指用泻法治疗实证，即邪气偏盛的病证。治疗此类疾病时常选用偏泻的穴位，如四肢末端或头面部的十二井、十宣、太阳、人中、耳尖等。一般多针少灸，浅刺出气。"刺营者出血"，病在营血者，须泻血分之邪，可配合刺络放血、拔罐。

"陷下则灸之"指用灸法治疗血寒或气虚之证。此证常见于脾虚、肾虚、元气不足、清阳不升者。该类病人脉象沉伏，相应的穴位凹陷不起。治疗时多选用脾俞、足三里、肾俞、太溪、气海、关元、百会等穴位。

"菀陈则除之"指经脉瘀阻的病证用刺血疗法以祛瘀通络。此法适用于跌仆损伤、虫蛇咬伤、丹毒及痹证日久入络等。针具多选用三棱针或皮肤针，可配合刺血后拔罐。施术部位在局部瘀阻处或反应点，也常选尺泽、委中、十二井、十宣等。

"不盛不虚以经取之"之"不盛不虚"非指病证本身无虚实，而是指虚实表现不甚明显或虚实兼而有之。此类病证多为本经自病，不涉及他经、他脏。此时，当取本经穴位。如《难经·六十九难》所言："不实（盛）不虚以经取之者，是正经自生病，不中他邪也，当自取其经，故言以经取之。"临床应根据《黄帝内经》所载经脉循行及经脉病候来判定病在何经。此类病证治疗时，手法一般选用平补平泻，取穴多为五输穴和原穴。

此外，对虚实夹杂证或本虚标实证，应补泻兼施。《灵枢·九针十二原》指出："无实实，无虚虚，损不足而益有余，是谓甚病，病益甚。"补泻不可误用，以防犯虚虚实实之戒。

二、清热温寒

寒热表示疾病性质。热证指感受火热之邪或人体阳盛阴虚所致的病证；寒证指感受阴寒之邪或阳气耗散太过、阴寒偏盛所致的病证。清热温寒指热性病证用清法，寒性病证用温法。《素问·至真要大论篇》云："治诸胜复，寒者热之，热者寒之，温者清之，清者温之。"《灵枢·经脉》又云："热则疾之，寒则留之。"所言道出清热温寒的治疗原则。

"热则疾之"指治疗热证时宜浅刺疾出，手法轻快。《灵枢·九针十二原》说：

"刺诸热者，如以手探汤。"其形象地描述了针刺手法的快速轻巧。一般少留针或不留针，针用泻法，浅刺疾出或刺络放血。适用于风热感冒、胃热牙痛、中暑等病证。

"寒则留之"指治疗寒证应深刺、留针以候气，达温经散寒之效。《灵枢·九针十二原》云："刺寒清者，如人不欲行。"道出针刺手法应深而久留。亦可加用艾灸，施以温针法，或施烧山火手法。适用于风寒湿痹之肌肉、关节疼痛，或寒邪入里、凝滞脏腑等证。

临床上寒热错综复杂、变化多端，可见寒热夹杂、真热假寒、真寒假热，故应根据病机灵活施治。若寒热夹杂，则寒温并用；若真热假寒，应寒因寒用，用清热法；若真寒假热，应热因热用，用温寒法。

三、标本缓急

标、本说明了病变过程中各种矛盾的主次关系，是个相对概念。一般来说，病邪为标，正气为本；症状为标，病因为本；新病、继发病为标，旧病、原发病为本。本为主要方面，标为次要方面。《素问·标本病传论篇》言："病有标本，刺有逆从，奈何？……知标本者，万举万当；不知标本，是谓妄行。"故标本理论在临床上要灵活掌握，其基本原则为：急则治标，缓则治本，标本同治。

急则治标，即当标病急于本病时，应先治标病。如在各类疾病中见呕吐、尿闭、剧痛、昏迷等急性症状，应先缓解急性症状或抢救生命，然后再根据病因从本论治。《灵枢·病本》记载："先病而后中满者，治其标……大小便不利，治其标。"以上所言在针灸治疗中有重要的指导意义。如在某些疾病中见小便潴留，首当选择利小便，针刺中极、水道、膀胱俞等，缓急后再治因。

缓则治本，指固其本虚，邪盛可除；治其病因，症状可除；缓其先病，后病可解。尤其在各类慢性病和急性病缓解期，"治病求本"的原则需谨记于心。如治疗脾虚引起的月经量少或闭经时，当审证求因，明辨脾虚为本，注重补脾胃、和气血，随之月经病证消除。

标本同治，指若标病、本病均处于严重或缓和状态，可标本同治。如肾虚头痛，须当养阴滋肾、通络止痛，选取肾俞、太溪等以治本，再加百会、印堂、太阳等以治标。

第二章　针灸诊治特点

辨病、辨证与辨经，是针灸学的诊治特点，是将中医学的八纲辨证、脏腑辨证、经络辨证等辨证方法结合起来，分析疾病的病因病机，明辨病位在脏在腑、在经在络，判定病性属寒属热、属虚属实、属阴属阳，最后做出正确的诊断和治疗。

一、辨病

经络内连脏腑，外系肢节。脏腑病常取原穴、背俞穴和募穴进行治疗。《灵枢·九针十二原》曰："凡此十二原者，主治五脏六腑之有疾者也。"另有，《灵枢·邪气脏腑病形》曰："合治内腑。"一般而言，五脏病首选原穴或背俞穴，也可配合募穴；六腑病首选募穴或下合穴。如腰痛、尿频、尿急、阳痿等肾系疾病，可选太溪；呕吐、胃痛、呃逆等胃系疾病，可选足三里。

此外，脏腑的急性病多取郄穴，如咳血选孔最，胃痛选梁丘等。还可根据生克补泻法灵活选用相应五输穴，如肝实泻行间，肝虚补曲泉等。由于脏腑之间在生理、病理上存在密切联系，所以治疗原脏之病时，还要兼顾他脏。如肝气犯胃引起的胃痛，常伴有胃脘痛连及两胁、情绪低落或暴躁等症状，故配用太冲、期门，以疏肝理气、和胃止痛。"知肝传脾，当先实脾"强调了治未病和先安未受邪之地的治疗思路。如《灵枢·五邪》说："邪在肝，则两胁中痛……取之行间以引胁下，补三里以温胃中。"

二、辨证

八纲，即阴、阳、表、里、虚、实、寒、热，为中医辨证论治的理论基础。针灸治病时，同样需要结合八纲辨证，确立治疗方法和补泻手法。

1. 阴阳

《素问·阴阳应象大论篇》言："善诊者，察色按脉，先别阴阳。"阴阳为八纲中的总纲。一般而言，病邪在表、经络，证属实、热，为阳；病邪在里、脏腑，证属虚、寒，为阴。《灵枢·寿夭刚柔》说："审之阴阳，刺之有方，得病所始，刺之有理。"即先辨别病证阴阳属性，再通过针灸治疗来调整机体阴阳盛衰，最终达到"阴平阳秘"的状态。《灵枢·官能》曰："针所不为，灸之所宜……阴阳皆虚，火自当之。"阳证宜针，多用泻法，浅刺疾出，或刺络放血；阴证宜灸，多用补法，或刺后留针；阴阳皆虚者，多用灸法。

2. 表里

《素问·刺要论篇》说："病有浮沉，刺有浅深，各至其理，无过其道。"病之表里与刺之浅深有密切联系，总宜刺至病处。通常病在经络、皮肉，为表证，宜浅刺；病在脏腑、筋骨，为里证，宜深刺。《素问·刺齐论篇》言："刺骨者无伤筋，刺筋者无伤肉，刺肉者无伤脉，刺脉者无伤皮，刺皮者无伤肉，刺肉者无伤筋，刺筋者无伤骨。"指出针刺深浅当与病位深浅相宜，不可过深或过浅。

3. 寒热

寒热即疾病的性质。一般情况下，寒证多用灸法、补法，久而留针；热证多用针法、泻法，疾刺出针。此亦如前所述，"寒则留之""刺寒清者，如人不欲行"；"热则疾之""刺诸热者，如以手探汤"。

4. 虚实

虚实指机体正气的盛衰和病邪的消长。针灸临床可通过三方面辨虚实：辨经络穴位的虚实、辨脉象的虚实、辨针下之气的虚实。疾病的虚实可通过相应的经络穴位、脉象及针下之气反映出来。"虚则补之，实则泻之"为治疗虚实之证的基本原则。虚证当用补法，可针可灸；实证当用泻法，宜用针法，或刺络放血、拔罐等。

三、辨经

辨经即辨经络。针灸治疗除辨病和辨证外，还需辨经。辨经论治是针灸诊疗的一大特色。古谚有云："学医不明经络，开口动手便错。"《扁鹊心书》又云："昔人望而知病者，不过熟其经络故也。"掌握辨经论治对于针灸临床举足轻重。

辨经时可根据《灵枢·经脉》中经络病候的记载来判断病在何经何络。当经脉循行所过部位及相关脏腑出现病候时，可由此病候推出哪条经脉变动，并取此经脉上的腧穴进行治疗。尤其当病位不明确或不固定时，病候辨经甚为重要。如关于足阳明胃经的病候记载："是动则病，洒洒振寒，善伸，数欠，颜黑，病至则恶人与火，闻木声则惕然而惊，心欲动，独闭户塞牖而处……"出现以上病候，可辨为胃经病候，当取此经上的相关腧穴来治疗。

另外，对于病位明确、固定者，可通过经脉循行所过来辨其为何经所主，再施术于相关经脉腧穴。《灵枢·卫气》曰："能别阴阳十二经者，知病之所生；知候虚实之所在者，能得病之高下。"对于经脉肢节病，循按病变部位可辨在何经。通常，"切而循之，按而弹之"后，会出现疼痛、结节、条索状物、局部肿块、局部凹陷等异常反应。如漏肩风病人，按压时疼痛以肩前区为主，可辨为手太阴肺经型；疼痛以肩后区为主，可辨为手太阳小肠经型；疼痛以肩外侧为主，可辨为手少阳三焦经型；疼痛以肩前外部为主，可辨为手阳明大肠经型。对于脏腑病，可结合经脉所络脏腑以辨经，如手太阴肺经"下络大肠，还循胃口，上膈属肺"，故当大肠、胃、肺出现病证时，可考虑选取肺经上的相关腧穴来治疗。

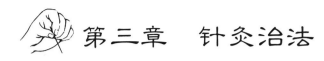# 第三章　针灸治法

根据病人病情，以针灸治疗原则为指导，进行辨病、辨证、辨经，确立施治方法，组方、配穴，使理、法、方、穴、术丝丝相扣，临床疗效倍见。针灸治法历来多样，各家所言不一，虽无定法，但仍有法可依。归纳总结，其不离中医八法之宗，即温、清、消、补、汗、吐、下、和八法。

一、温法

对于感受寒邪或素体虚寒者，用针灸以温经散寒、温阳补气，谓之温法。针灸临床常用的温法有以下几种。

1. 温通经络

对于寒凝经络证，应行补法，可针刺留针或用灸法。如痹证者，上肢有疾，可取肩髃、肩髎、曲池、外关、合谷等；下肢有疾，可取足三里、三阴交、太溪、肾俞、关元俞、八髎等。刺入后行针，至产生温热感，也可针后加灸。

2. 温中散寒

胃寒时，症见胃脘部疼痛、恶心、呕吐、呃逆等，可取中脘、足三里、天枢、大横等，用针刺补法或温针灸或灸法以温中散寒。

3. 温肾壮阳

对于腰痛酸软、畏寒怕冷、脉沉无力的虚寒证，可取肾俞、关元俞、命门等，施以灸法或用温针灸来温肾壮阳。

4. 回阳救逆

当见阳气衰微、四肢厥逆证，可取神阙、关元、气海等大补阳气，以回阳救逆，常用灸法。

二、清法

对于各种热证、火证（包括热毒内炽证及虚热证），可用清法以解除热邪。清法包括以下几则。

1. 清热解毒

针对热毒炽盛证之咽喉肿痛、口舌生疮等，常取大椎、曲池、合谷、风池、翳风等穴，用针刺泻法，行气至针下有凉感，可达到清热解毒之效。可配合三棱针、皮肤针等刺络放血。

2. 清热开窍

常用清热开窍穴有百会、印堂、人中、十宣、合谷、太冲等。如见小儿惊厥、癫证、狂证、中风之中脏腑、中暑昏迷等，可取以上穴位并用针刺泻法，以息风化痰、清热开窍。

3. 清脏腑热

一般取本经井穴、荥穴，多用点刺出血法。如乳痈、乳癖属肝郁气滞而化火者，常有乳房胀痛、心烦易怒、舌红、脉弦等症状，治疗时多取肝经之行间、期门，行针刺泻法，以疏肝解郁、行气降火。

三、消法

对气、血、痰、食、湿停聚人体所形成的有形之邪进行缓攻消散，即消法。消法的具体应用包括以下几则。

1. 消食导滞

平素饮食不节或有偏嗜，导致脾不运化，肠胃传导失常，出现食滞胃脘，可用针灸以消食导滞、调理脾胃，选取中脘、天枢、大横、足三里、太白、章门、丰隆等，多用泻法。小儿疳积证，多选用四缝、中脘、脾俞、胃俞、公孙、天枢、百虫窝等，以健脾胃、消积滞、除虫疾。四缝用三棱针点刺出黄水则效佳。

2. 破瘀散结

若瘀血阻络致腰痛，选取委中、人中、尺泽、阿是穴等；若外伤致瘀，选取局部腧穴、阿是穴；有瘿气者，可局部围刺；有瘰疬者，可扶突透天窗、天髎透肩井、曲池透臂臑。以上多用针刺泻法，可配合三棱针、皮肤针等刺络放血。

3. 化痰利水

水湿内停、痰饮不化证，多因脾肾阳虚、水液代谢失常所致。常取水分、人中、丰隆等行针刺泻法，取肾俞、脾俞、神阙等行针刺补法，亦可加灸以温补脾肾、行气化水。

四、补法

补法是用针灸补益人体阴阳气血和脏腑虚损，恢复正气的一种治法，适用于各种虚证。常用补法如下。

1. 温补肾气

肾虚腰痛怕寒、遗尿、男子遗精、女子阴冷、老人五更泄泻等，缘下元痼冷、肾气不足，可针灸以温肾祛寒、固本壮阳，所谓"益火之源，以消阴翳"。常取关元、气海、肾俞、命门、关元俞等，施以针刺补法，或用灸法。

2. 滋补肾阴

肾虚者多见耳鸣耳聋、头晕目眩、五心烦热、盗汗、腰膝酸软、遗精滑泄等，考虑为肾阴亏虚引起，常取太溪、照海、志室、三阴交等，施以针刺补法，或用灸法。

3. 补中益气

中气不足证，可见倦怠乏力、食少便溏、自汗、内脏脱垂、崩漏、带下等。"脏气虚惫，真气不足，一切气疾久不瘥"，若脾胃虚弱，中气下陷，则气虚失于纳摄，应健脾益胃、补中益气，常取中脘、足三里、脾俞、气海、百会等，施以针刺补法，或用灸法。

4. 补益气血

面色苍白或萎黄、头晕眼花、心悸怔忡、腰膝无力、女子崩漏、男子遗精等，为气血两虚之证，常取足三里、三阴交、脾俞、膈俞、血海、绝骨等，以健脾益气，生精养血，施以针刺补法，或用灸法。

五、汗法

汗法是六淫之邪侵犯人体肌表或经络，行以发汗解表、宣肺散邪的治法。《素问·阴阳应象大论篇》言："其在皮者，汗而发之。"为求病邪外解，应微微汗出。病人或覆盖衣被，或啜温热粥，则汗出邪除。忌汗出太过，伤津耗液，使正气损伤。应用汗法时应注意选择恰当时间。《灵枢·刺节真邪》曰："凡刺寒邪日以温，徐往徐来致其神。"意指针刺时应遵循人体阳气盛衰的时间规律，在阳气旺盛时行针刺则效佳。其法如下。

1. 解表散寒

风寒感冒者，症见头痛，恶寒，发热，无汗，咳嗽，鼻塞流涕，脉浮紧，舌苔薄白等，应祛风解表、解表发汗。常取风池、大椎、肺俞、风门、合谷等，用针刺之平补平泻法，或配合灸法、拔罐，使病人汗出病瘥。

2. 疏风清热

外感风热表证或温病初起，症见发热头痛，微恶风寒，咽痛，咳嗽，口渴，汗出，脉浮数，舌苔薄黄等，应疏风清热、宣肺止咳。常取外关、合谷、大椎、曲池、肺俞、尺泽、列缺、少商、商阳等，多用针刺泻法，或配合点刺出血、拔罐。

六、吐法

吐法，是使停留在咽喉、胸膈、胃脘的痰涎或宿食或毒物等通过催吐而出以急救的一种治法。吐法适用于中风痰壅、宿食停滞胃脘、食入毒物、痰涎壅盛的癫狂、喉痹等。《素问·阴阳应象大论篇》曰："其高者，因而越之。"但吐法易伤胃气，素体虚弱的人、老人、幼儿、孕妇等慎用。

1. 涌吐痰涎

患中风闭证、小儿惊风者，出现痰阻喉咙而不能吐出的险症，可取天突、廉泉行导痰法。具体操作为先指按天突或廉泉，待病人欲呕之时，速刺天突或廉泉，以激起内脏反射作用，上涌作呕，而将痰涎涌出。

2. 催吐宿食

若宿食壅塞胃脘或食物中毒，欲吐不出，可取中脘、幽门两穴行催吐法。先用左手中指紧按中脘，右手迅速针刺入穴，行针待气至，左手余指按在中指左右两侧；然后，使针尖和手指随呼气向胸推进0.1寸，随吸气退后0.1寸，如此反复，候至欲呕，速出针。若仍未涌吐，可续刺左右幽门，法同上。

七、下法

下法是通过针刺经穴以荡涤肠胃、通泄大便，使肠胃中有形积滞从大便排出的一种治法。下法适用于燥屎内结、宿食不消、冷积不化、痰饮内停、虫积等。该法对于年老体衰、素体气虚者应慎用；对于孕妇、妇人产后、大出血者应忌用。

1. 泻热通便

对于阳明积热之大便干结、腹痛拒按、口渴、烦渴，取天枢、大肠俞、内庭、丰隆、足三里等，用泻法，以泻热通便。对于年老体衰、津液亏耗、气血不足、肠失润养的阴虚便秘，可取天枢、大肠俞、脾俞、足三里、阴谷、三阴交，用补法，以润肠通便。

2. 清肠导滞

对于湿热阻滞之腹痛、下痢赤白、里急后重、脉滑数、舌苔黄腻等，取天枢、下脘、上巨虚、照海、内关等，用泻法，以清热化湿、消积化滞。

八、和法

和法是通过针灸和解半表半里之邪，或调和脏腑、阴阳、表里的一种治法。《素问·至真要大论篇》曰："谨察阴阳所在而调之，以平为期。"《灵枢·终始》言："阴盛而阳虚，先补其阳，后泻其阴而和之；阴虚而阳盛，先补其阴，后泻其阳而和之。"针灸和法的应用广泛，包括和解少阳、疏肝理气、疏肝和胃等。和法简介如下。

1. 和解少阳

对于外感病证，邪传半表半里，出现寒热往来、胸胁苦满、口苦咽干、心烦喜呕等，取大椎、上星、曲池、后溪、间使、陶道等，可在大椎、上星、陶道上加灸，余穴行针刺泻法。

2. 疏肝理气

若肝气郁结，出现胸胁胀痛、少腹胀痛、经行不畅、乳房胀痛等，取期门、章门、膻中、曲骨、三阴交、肝俞、膈俞等，用针刺泻法，或用灸法，以疏肝行气、活血止痛。若肝阳上亢，出现头痛、眩晕、耳鸣耳聋、失眠等，取百会、印堂、神门、翳风、三阴交等，用针刺之平补平泻法或泻法，以平肝潜阳、养阴安神。

3. 疏肝和胃

素体脾胃虚弱，肝郁侮脾，症见腹痛肠鸣泄泻，泄后痛缓，或见痛连季胁、少腹，神疲乏力，脉弦等，取太冲、三阴交、太白、中脘、脾俞、阴陵泉等，太冲用针刺泻法，余穴用针刺补法或平补平泻法。

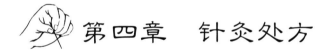

第四章 针灸处方

针灸处方是在分析病因病机、明确辨证立法后，选择恰当的腧穴和刺灸方法。处方是否得法，直接影响治疗效果。选穴准确，配穴周全，组方严谨，治法得当，才能更好地发挥针灸治疗作用，达到如《灵枢·九针十二原》中所说的"犹拔刺也，犹雪污也，犹解结也"之效。

一、取穴原则

针灸临证选穴有其基本规律，即在辨病、辨证、辨经的基础上循经取穴。包括：局部取穴、远端取穴、辨证取穴、对症取穴、特定穴取穴。局部、远端取穴是针对病变部位而立，辨证、对症取穴是针对证候和症状而设。

1. 局部取穴

局部取穴是指在病变所在部位或邻近部位就近选取腧穴。"腧穴所在，主治所在"，腧穴皆有就近治疗的作用。局部取穴适用于所有病证。如膝关节病变取膝眼，胃病取中脘，肩周炎取肩髎、肩髃，腰痛取腰阳关、膀胱俞，眼病取睛明，鼻病取迎香等。若病变部位溃烂或有大血管、神经，或局部禁针者，可在邻近部位取穴。取穴可不必究于单条经脉，可数经同用。此法旨在调整局部阴阳气血，疏通经络，调理脏腑。

《灵枢·经筋》言："以知为数，以痛为腧。"又如《素问·调经论篇》说："病在筋，调之筋；病在骨，调之骨。燔针劫刺其下及与急者。"局部取穴的应用在经筋病、筋骨病中最为广泛，如面瘫、头痛、颈椎病、肩周炎、腰椎间盘突出症、膝骨关节炎、痹证等。

2. 远端取穴

远端取穴是指在离病变部位较远处取穴。"经脉所通，主治所及"，大部分腧穴具有远端治疗的作用。远端取穴应用极为广泛。如脱肛取百会，巅顶痛取太冲，面瘫取合谷，心悸取内关，咳嗽取列缺，胃痛取足三里等。

《灵枢·终始》说："病在上者下取之，病在下者高取之，病在头者取之足，病在腰者取之腘。"《针灸聚英·肘后歌》言："头面之疾寻至阴，腿脚有疾风府寻，心胸有疾少府泻，脐腹有疾曲泉针。"另有"四总穴歌"："肚腹三里留，腰背委中求，头项寻列缺，面口合谷收。"以上均为远端取穴的规律总结。

远端取穴包括：本经取穴、他经取穴和多经取穴。如胃火牙痛取颊车，肺病咳嗽取中府、太渊，为本经取穴；腹泻取太冲、期门，为他经取穴；妇人月经不调，多肝、脾、肾同调，常取三阴交、脾俞、肾俞、血海、太冲等，此为多经取穴。

3. 辨证取穴

辨证取穴是指根据疾病的证候特点，分析病因病机而后取穴。某些病证不能明确归于某经或某脏腑，可先辨证，审证求因，立法施治，再按经取穴。如不寐，若心肾不交者，归心、肾两经，取神门、太溪；若心脾两虚者，归心、脾两经，取神门、三阴交；若心胆气虚者，归心、胆两经，取神门、丘墟；若为肝火扰心所致，取行间。

也可通过辨病位取穴。当病在脏者可取背俞穴、原穴，当病在腑者可取募穴、下合穴；当病在经者可用巨刺法，当病在络者可用缪刺法；当病在表者多取太阳经腧穴，当病在里者多取手足阴经或阳明经腧穴，当病在半表半里者多取少阳经腧穴。

4. 对症取穴

对症取穴是指根据疾病的部分症状选取特效穴或经验穴。此法临床应用灵活实用，且疗效显著，体现了腧穴的特殊治疗作用。如小儿疳积取四缝，面瘫取牵正，痰多取丰隆，哮喘取定喘，咯血取孔最，痔疮取二白，落枕取外劳宫，发热取大椎，胃病取足三里，虫证取百虫窝，目赤肿痛取耳尖，痛经取十七椎，高热昏迷取十宣等。

5. 特定穴取穴

特定穴是指十四经中具有特殊治疗作用、特定称号的腧穴。此类腧穴在针灸临床中有着重要意义，治疗作用极其显著，包括五输穴、原穴、络穴、郄穴、背俞穴、募穴、八会穴、八脉交会穴、下合穴、交会穴。

（1）五输穴。十二经脉在肘膝关节以下各有名为井、荥、输、经、合的5个腧穴，称为五输穴。《灵枢·九针十二原》曰："所出为井，所溜为荥，所注为输，所行为经，所入为合。"其形象地描绘出五输穴之经气由小到大、由浅入深的顺序，及全身气血的上下游行出入。

井穴是经气所出的部位，喻为水的源头，多位于手足末端，可用来治疗神志昏迷，如中暑、中风闭证、癫痫等。

荥穴是经气流行的部位，喻为水流微弱，未成大流，多位于掌指或跖趾关节之前，可用来治疗热病，如发热、咽喉肿痛、胃火牙痛、疟疾、消渴等。

输穴指经气渐盛并由此注彼的部位，犹水流由小到大、由浅及深，多位于掌指或跖趾关节之后。其具有通经活络、散瘀止痛、化湿行气的作用，阳经输穴多用于治疗关节痛，阴经输穴"以输代原"，多用于治疗五脏病证。

经穴为经气正盛而运行经过的部位，似水流变大，畅通无阻，多位于腕踝关节以上。其具有温通经络、疏散风寒的作用，多用于治疗咳喘、感冒、痹证、月经不调等。

合穴指经气由此深入而会合于脏腑的部位，如水流汇入大海，多位于肘膝关节附近。其具有调理脏腑、补益经气的作用，多用于治疗六腑病证，如胀满、泄泻、呃逆、积滞等。

五输穴有经脉的归属，还有五行属性，其按照"阴井木""阳井金"的规律依次进行配属。见表4-1、表4-2。

表4-1　阴经五输穴

经脉	井（木）	荥（火）	输（土）	经（金）	合（水）
手太阴肺经	少商	鱼际	太渊	经渠	尺泽
手厥阴心包经	中冲	劳宫	大陵	间使	曲泽
手少阴心经	少冲	少府	神门	灵道	少海
足太阴脾经	隐白	大都	太白	商丘	阴陵泉
足少阴肾经	涌泉	然谷	太溪	复溜	阴谷
足厥阴肝经	大敦	行间	太冲	中封	曲泉

表4-2　阳经五输穴

经脉	井（金）	荥（水）	输（木）	经（火）	合（土）
手阳明大肠经	商阳	二间	三间	阳溪	曲池
手少阳三焦经	关冲	液门	中渚	支沟	天井
手太阳小肠经	少泽	前谷	后溪	阳谷	小海
足阳明胃经	厉兑	内庭	陷谷	解溪	足三里
足少阳胆经	足窍阴	侠溪	足临泣	阳辅	阳陵泉
足太阳膀胱经	至阴	足通谷	束骨	昆仑	委中

　　五输穴是常用要穴，其临床运用有一定规律可循。《难经·六十八难》说："井主心下满，荥主身热，输主体重节痛，经主喘咳寒热，合主逆气而泄。"另外，《灵枢·顺气一日分为四时》说："病在脏者取之井；病变于色者取之荥；病时间时甚者取之输；病变于音者取之经；经满而血者，病在胃及以饮食不节得病者，取之于合。"

　　五输穴的选用还有补母泻子法。根据《难经·六十九难》提出的"虚者补其母，实者泻其子"的五行属性原理，虚证多选用母穴，实证多选用子穴。如肺经的实证，应泻其子，肺属金，金生水，故选五输穴中水穴即合穴尺泽；肺经的虚证，应补其母，土生金，故选五输穴中土穴即输穴太渊。以上为本经子母补泻法。另有他经子母补泻法，如肝经实证可泻火经火穴即心经荥穴少府，肝经虚证可补水经水穴即肾经合穴阴谷。

　　五输穴的选用亦常按时来选穴。《难经·七十四难》说："四时有数，而并系于春夏秋冬者也。"经脉气血的流注与四季、时辰等有密切关系，可"春刺井，夏刺荥，季夏刺输，秋刺经，冬刺合"。子午流注法是根据一日中十二经脉气血盛衰的时间不同，选用不同的五输穴。

　　（2）原穴。十二经脉在腕踝关节附近各有一个腧穴，是脏腑原气经过和留止的部位，称为原穴。原穴首载于《灵枢·九针十二原》。十二经原穴如表4-3所示。

　　原穴与脏腑原气有密切关系，若脏腑发生病变，会反映到相应原穴上。《灵枢·九针十二原》记载："五脏有疾，当取之十二原。十二原者，五脏之所以禀三百六十五节气味也。五脏有疾也，应出十二原，而原各有所出，明知其原，睹其应，而知五脏之害矣。"针刺原穴能使原气通达，顾护正气，调整脏腑经络气血，从而抗御病邪。

表4-3　十二经原穴

经脉	原穴	经脉	原穴	经脉	原穴
手太阴肺经	太渊	手少阴心经	神门	手厥阴心包经	大陵
手阳明大肠经	合谷	手太阳小肠经	腕骨	手少阳三焦经	阳池
足太阴脾经	太白	足少阴肾经	太溪	足厥阴肝经	太冲
足阳明胃经	冲阳	足太阳膀胱经	京骨	足少阳胆经	丘墟

（3）络穴。络脉由经脉分出之处各有一个腧穴，称为络穴。络穴包括十二经脉之络穴、任脉之络穴、督脉之络穴、脾之大络，合为"十五络穴"。络穴首载于《灵枢·经脉》。各络穴如表4-4所示。

表4-4　十五络穴

经脉	络穴	经脉	络穴	经脉	络穴
手太阴肺经	列缺	手少阴心经	通里	手厥阴心包经	内关
手阳明大肠经	偏历	手太阳小肠经	支正	手少阳三焦经	外关
足太阴脾经	公孙	足少阴肾经	大钟	足厥阴肝经	蠡沟
足阳明胃经	丰隆	足太阳膀胱经	飞扬	足少阳胆经	光明
任脉	鸠尾	督脉	长强	脾大络	大包

络穴可治疗相应络脉的病证。如丰隆为足阳明胃经络穴，可治疗"足阳明之别……其病气逆则喉痹卒喑，实则狂癫，虚则足不收，胫枯"；大钟为足少阴肾经络穴，可治疗"足少阴之别……其病气逆则烦闷，实则闭癃，虚则腰痛"。络穴联通表里两经，"一络通两经"，故可治疗表里两经的病证。如手太阴肺经的络穴列缺，既能治疗肺经的咳嗽、喘息，又能治疗手阳明大肠经的头痛、牙痛等。

（4）郄穴。郄穴为各经脉经气在四肢深聚的部位，多分布在四肢肘膝关节以下。郄穴首载于《针灸甲乙经》。除十二经脉各有一个郄穴外，阴跷脉、阳跷脉、阴维脉、阳维脉各有一个郄穴，合为"十六郄穴"。各郄穴如表4-5所示。

表 4-5　十六郄穴

经脉	郄穴	经脉	郄穴	经脉	郄穴	经脉	郄穴
手太阴肺经	孔最	手厥阴心包经	郄门	手少阴心经	阴郄	足太阴脾经	地机
足厥阴肝经	中都	足少阴肾经	水泉	手阳明大肠经	温溜	手少阳三焦经	会宗
手太阳小肠经	养老	足阳明胃经	梁丘	足少阳胆经	外丘	足太阳膀胱经	金门
阳维脉	阳交	阴维脉	筑宾	阳跷脉	跗阳	阴跷脉	交信

　　郄穴常用来治疗本经循行部位及所属脏腑的急性病证。其中，阴经郄穴多用来治疗血证，如地机治疗月经病，孔最治疗咳血，阴郄治疗吐血，中都治疗崩漏等；阳经郄穴多用来治疗急性疼痛，如梁丘治疗胃痛，温溜治疗肠鸣腹痛，养老治疗腰痛等。

　　（5）背俞穴。背俞穴即脏腑之气输注于背腰部的腧穴。其位于背腰部足太阳膀胱经的第一侧线上，与脏腑位置大体相同，自上而下排列。背俞穴首载于《灵枢·背腧》。各脏腑背俞穴如表 4-6 所示。

表 4-6　脏腑背俞穴

脏	背俞穴	腑	背俞穴	脏	背俞穴	腑	背俞穴
心	心俞	小肠	小肠俞	脾	脾俞	胃	胃俞
肺	肺俞	大肠	大肠俞	心包	厥阴俞	三焦	三焦俞
肝	肝俞	胆	胆俞	肾	肾俞	膀胱	膀胱俞

　　背俞穴主要用来治疗相应的脏腑疾病。正如《素问·长刺节论篇》所说："迫脏刺背，背俞也。"《素问·阴阳应象大论篇》曰："阴病治阳。"如咳嗽、哮喘可取肺俞，心悸、胸闷可取心俞，纳差、食积、泄泻可取脾俞与胃俞。背俞穴还可治疗与脏腑相关的五官九窍、皮肉筋骨等的病证。如鼻渊可取肺俞，耳聋、耳鸣可取肾俞，腰痛可取肾俞。另外，背俞穴对于相邻脏腑或相表里脏腑同样有治疗作用。如尿频、尿急可取肾俞，长期便秘可取肺俞，咳血可取肝俞等。

　　（6）募穴。脏腑之气结聚于胸腹的腧穴，称为募穴。募穴首见于《素问·奇病论篇》。各脏腑募穴如表 4-7 所示。

表4-7 脏腑募穴

脏	募穴	腑	募穴	脏	募穴	腑	募穴
肺	中府	大肠	天枢	心	巨阙	小肠	关元
肝	期门	胆	日月	心包	膻中	三焦	石门
脾	章门	胃	中脘	肾	京门	膀胱	中极

募穴多用来治疗六腑病证。《难经·六十七难》说："阳病行阴，故令募在阴。"《素问·阴阳应象大论篇》曰："阳病治阴。"如胃脘疼痛、恶心、呕吐可取中脘，泄泻、便秘可取天枢，癃闭、淋证可取中极等。当脏腑发生病变时，常在其相应的募穴出现病理反应如疼痛、过敏、红肿等。临床可通过视、触来诊察病证，协助诊疗。募穴在应用时多与背俞穴配用，即所谓"前后配穴"，可加强治疗效果。

（7）八会穴。八会穴指脏、腑、气、血、筋、脉、骨、髓的精气分别汇聚之处的八个腧穴。八会穴首见于《难经·四十五难》。八会穴如表4-8所示。

表4-8 八会穴

八会	腧穴
脏会	章门
腑会	中脘
气会	膻中
血会	膈俞
筋会	阳陵泉
脉会	太渊
骨会	大杼
髓会	绝骨

凡是与脏、腑、气、血、筋、脉、骨、髓有关的病证均可选用八会穴来治疗。如血证可取膈俞，哮喘发作可取膻中，恶心、呕吐可取中脘，筋脉挛急、屈伸不利可取阳陵泉。此外，八会穴还可治疗某些热证。《难经·四十五难》已提出："热病在内者，取其会之气穴也。"

（8）八脉交会穴。八脉交会穴指十二经脉在四肢通向奇经八脉的八个腧穴，均分布于肘膝关节以下。此八穴始见于《针经指南》。八穴与八脉的相会通关系如表 4-9 所示。

表 4-9　八脉交会穴

归经	八穴	通八脉	会合部位
足太阴脾经	公孙	冲脉	胃、心、胸部
手厥阴心包经	内关	阴维脉	
手少阳三焦经	外关	阳维脉	目外眦、颊、颈、耳后、肩、背
足少阳胆经	足临泣	带脉	
手太阳小肠经	后溪	督脉	目内眦、项、耳、肩胛
足太阳膀胱经	申脉	阳跷脉	
手太阴肺经	列缺	任脉	胸部、肺、膈、喉咙
足少阴肾经	照海	阴跷脉	

八脉交会穴扩大了单穴主治范围，临床可远近取穴、上下取穴等。如内关配公孙可治疗心、胃、胸部的疾病；外关配足临泣可治疗目外眦、耳、颈、肩、背部的疾病；后溪配申脉可治疗目内眦、耳、项、肩胛部位的疾病；列缺配照海可治疗咽喉、胸膈、肺部的疾病及阴虚内热等病。

此八穴除可治疗本经病外，还可治疗奇经病。如照海既能治足少阴肾经病，又能治阴跷脉病；内关既能治手厥阴心包经病，又能治阴维脉病；公孙既能治足太阴脾经病，又能治冲脉病等。

（9）下合穴。下合穴指六腑之气下合于足三阳经的六个腧穴。《灵枢·本输》说："六腑皆出足之三阳，上合于手者也。"说明手足三阳经有上下相合的关系，其中大肠、小肠下合于胃经，三焦下合于膀胱经。下合穴如表 4-10 所示。

表 4-10　下合穴

六腑	胃	大肠	小肠	三焦	膀胱	胆
下合穴	足三里	上巨虚	下巨虚	委阳	委中	阳陵泉

"合治内腑"，下合穴主要用来治疗六腑病证。如足三里治疗胃病之胃脘疼痛、恶心、呕吐，下巨虚治疗泄泻、便秘，上巨虚治疗肠痈、痢疾，委中、委阳治疗癃闭、遗尿等。

（10）交会穴。交会穴指两经或多经相交会的腧穴，多分布于头面、躯干部。

其既能治疗本经病，还可治疗所交会经脉的病证。如关元、中极为任脉与足三阴经交会穴，既可治疗任脉病，又可治疗足三阴经病；三阴交为足太阴脾经、足少阴肾经和足厥阴肝经的交会穴，可以治疗足三阴经病；大椎为督脉与手足三阳经交会穴，既可治疗督脉病，又可治疗诸阳经病。

二、配穴方法

针灸配穴方法是在取穴原则的指导下，根据病证的不同，选取具有协同作用的腧穴加以配伍应用，以加强腧穴之间的配合作用，提高治疗效果。常用的配穴方法如下。

1. 左右配穴法

左右配穴法指将身体左侧和右侧的腧穴配合应用。根据十二经脉交叉循行的特点，配穴时可取左右同穴，如腰痛，取左右肾俞、膀胱俞、委中等；也可取左右异穴，如牙痛，可取同侧颊车、曲池，异侧合谷。牙痛、面瘫，取异侧合谷，此为"缪刺法"，即病在左取右侧穴位，病在右取左侧穴位。

2. 前后配穴法

前后配穴法指将胸腹部和背腰部腧穴配合应用，又称"腹背阴阳配穴法"。前面所讲俞募配穴也属此法。该取穴法多用于治疗脏腑和躯干病证。如胃痛，前取中脘，后取胃俞；咳嗽、气喘，前取膻中，后取肺俞；肝病，前取期门，后取肝俞；便秘，前取天枢、大横，后取大肠俞等。

3. 上下配穴法

上下配穴法指将上肢或腰以上的腧穴与下肢或腰以下的腧穴配合应用。如腹胀、腹痛，上取内关，下取公孙；腰痛，上取养老，下取委中；面瘫，上取颊车、颧髎，下取太冲；脱肛，上取百会，下取长强等。

4. 本经配穴法

本经配穴法即选取病变脏腑所在的经脉或病变经脉的腧穴组成处方。如肺病咳嗽，选肺经中府、尺泽、太渊；胃病，选足三里、天枢、梁丘；肝阳上亢之眩晕，选太冲、行间；胃火牙痛，选颊车、内庭等。

5. 表里经配穴法

表里经配穴法即选取病变脏腑、经脉所相表里经脉的腧穴配成处方。如腰痛，取足太阳膀胱经肾俞、委中，配足少阴肾经太溪；胃痛，取足阳明胃经梁丘，配足太阴脾经公孙。另外，原络配穴也属表里经配穴法，如失眠，取手少阴心经原穴神门，配手太阳小肠经络穴支正。

6. 同名经配穴法

同名经配穴法即根据"同气相求"原理，将手足同名经腧穴相配。如落枕，取手太阳小肠经后溪配足太阳膀胱经昆仑；牙痛，取手阳明大肠经合谷配足阳明胃经内庭；外踝扭伤，取足太阳膀胱经申脉配手太阳小肠经养老。

7. 子母经配穴法

子母经配穴法指以"虚者补其母，实者泻其子"的五行属性为指导选取腧穴的方法。如肺经实证，应泻其子，而肺属金，肾属水，故取肾经腧穴，尤其是水穴阴谷；肝经虚证，当补其母，肝属木，肾水生肝木，故取肾经腧穴，尤其是水穴阴谷。

8. 起止穴配穴法

起止穴配穴法指选取经络的起止腧穴进行配伍组方，又称"首尾配穴法"。此法主要治疗头面、五官等病证。如崩漏，取隐白配大包；耳鸣、耳聋，取少泽配听宫；腰痛，取睛明配至阴；咳嗽、气喘，取俞府配涌泉；目疾，取瞳子髎配足窍阴；鼻渊，取商阳配迎香；癫狂，取极泉配少冲。

第五章　针灸施术

针灸治法已立，处方已成，最后得以施术。实施治疗、进行操作恰当与否，将影响针感的强弱，关系到针灸临床疗效。

一、施术手法

1. 行针手法

（1）提插法。提插法即针刺入穴一定深度后，进行上提下插的操作手法。针尖由浅入深地刺入，为插；针尖由深向浅地退出，为提。提插幅度的大小、频率的快慢、操作时间的长短等，决定针刺效果，故临床要随病人体质、病情、腧穴部位等灵活选用。提插幅度以 0.3~0.5 寸为宜，指力应均匀一致，频率以 60 次/分钟为宜。一般认为，行针时提插幅度越大、频率越快，刺激量就越大；反之，提插幅度越小、频率越慢，刺激量越小。

（2）捻转法。捻转法即针刺入穴一定深度后，施以前后捻转动作并使针前后来回旋转的操作手法。捻转角度的大小、频率的快慢、操作时间的长短等，需根据病人体质、病情、腧穴部位等情况而定。捻转法要求捻转角度在 180° 左右，指力均匀，频率以 90~150 次/分钟为宜。切忌单向捻转，否则易使肌纤维缠绕针身，增强局部疼痛感或引起滞针等。一般认为捻转角度大、频率快，刺激量就大；反之，捻转角度小、频率慢，刺激量就小。

（3）辅助手法。辅助手法作为行针时的补充手法，可促使得气和加强针感。临床常用的行针辅助手法有以下 6 种。

循法：用手指顺着经脉的循行路径，在腧穴的上下部位轻柔循按，以激发经气。

刮法：针刺入一定深度后，以拇指或食指的指腹抵住针尾，用拇指、食指或中指指甲由下而上或由上而下刮动针柄，以催发经气，加强针刺感应的传导和扩散。

弹法：就是留针时，用手指轻弹针尾或针柄，使针体轻微振动的方法。本法具有催气、行气的作用。

飞法：针后气未至，可用右手拇指、食指细细捻转针柄数次，然后张开两指，一搓一放，反复多次，犹如飞鸟展翅。飞法可增强针感、催气、行气。

摇法：指行针过程中，手持针柄，将针轻轻摇动的方法。其法或直立针身摇动，或卧倒针身摇动，均可使经气向一定方向传导。

震颤法：针刺后，手持针柄，行小幅度、快频率的提插或捻转手法，使针身轻微震颤。震颤法可促使针下得气，增强针感。

2. 补泻手法

（1）捻转补泻。行针时捻转角度小，频率慢，用力轻，拇指向左向前、食指向右向后，操作时间短，为补法；行针时捻转角度大，频率快，用力重，拇指向右向后、食指向左向前，操作时间长，为泻法。

（2）提插补泻。行针时先浅后深，重插轻提，提插幅度小，频率慢，操作时间短，以下插用力为主，为补法；行针时先深后浅，轻插重提，提插幅度大，频率快，操作时间长，以上提用力为主，为泻法。

（3）疾徐补泻。进针时徐徐刺入，出针时快速退出，且少捻转，为补法；进针时快速刺入，出针时徐徐退出，且多捻转，为泻法。

（4）迎随补泻。进针时针尖随着经脉循行去的方向刺入为补法；针尖迎着经脉循行来的方向刺入为泻法。

（5）呼吸补泻。病人呼气时进针，吸气时出针，为补法；病人吸气时进针，呼气时出针，为泻法。

（6）开阖补泻。出针后快速按压针孔为补法；出针后摇大针孔而不按为泻法。

（7）平补平泻。进针得气后均匀提插、捻转后即出针，为平补平泻。

二、疗法选择

1. 刺灸法的选择

临床上应根据病人的病情、体质等具体情况而确定治疗手段。《灵枢·官能》说："针所不为，灸之所宜。"说明临证时刺法、灸法可根据需要而选用。如治疗虚寒证，可以刺法配合灸法，或用温针灸；治疗局部疼痛，可刺络拔罐。《灵枢·九针十二原》说："针各有所宜，各不同形，各任其所为。"指出不同的针具各有其适应证，治疗时是用毫针，还是用火针，或三棱针，或皮肤针，或耳针，或头针，或拔罐等，均应视具体情况而定。

2. 操作方法的选择

治疗方法选择后，具体操作时应注意以下情况。如用刺法，那是用补法还是泻法，留针与否，针刺时间是长是短，针刺的角度、深度如何，电针的波形、频率如何等。如用灸法，那是用艾条灸还是艾炷灸，艾灸的壮数和时间长短如何等。

一般而言，实证用泻法，虚证用补法，虚实夹杂需补泻兼施，虚实不明用平补平泻。针刺治疗疾病大多每日 1 次，急性病可每日 2 次，慢性病可隔日 1 次，其他视具体情况而定。

3. 治疗时机的选择

针灸在治疗部分疾病时，治疗时机很关键，选择得当可提高疗效。若疾病发作或加重有明显的时间规律，常在发作前进行针灸治疗。如痛经，一般选择在月经来潮前 7 天内开始治疗；不孕症，最好在排卵期前后几天治疗。《素问·八正神明论篇》提出："是以因天时而调血气也。是以天寒无刺，天温无疑（凝），月生无泻，月满无补，月郭空无治。"针刺补泻的施术应注意结合日月运行盈亏和人体气血周期活动。此外，由"候时而刺"思想发展而来的灵龟八法和子午流注法，对治疗时机也有特殊要求。

第六章 赖氏通元针法

赖氏通元针法（简称"通元针法"）是一种扶正祛邪、治病求本的针灸处方体系，为赖新生教授所创，是通督养神、引气归元针法的简称。通督养神以督脉穴位、脑部穴位、五脏背俞穴为主，引气归元以任脉穴位、三阴经穴位、六腑募穴为主，均可配合肘膝关节以下的五输穴或其他特定穴进行组方。通元针法遵循针灸的理法方穴及辨证施治原则，以任督二脉为循经取穴重点，糅合了俞募配穴、上下配穴、左右配穴等配穴方法，充分发挥了督脉贯脑、通调元神，以及任脉连肾、为精气之归的经络效应。该法组穴独特，适应证广，疗效显著，可灵活运用于脑病、妇科病、皮肤病和其他疑难杂症。

一、通元针法的理论依据

1. 元气乃一身之本，通元为调治核心

《素问·宝命全形论篇》曰："人生于地，悬命于天，天地合气，命之曰人。"气为万物之精微，元气既是构成宇宙万物最本质、最原始的要素，也是人体中最根本、最重要的物质，是人体生命活动的原始动力。"人以天地之气生""气聚则生，气散则死"，元气推动人体的生长、发育和生殖，调节人体脏腑、经络、形体和官窍的生理功能，因此元气的充足与否不但关系着生命的长短，同时也在疾病的发生、发展、恢复和转归过程中发挥着关键作用。

赖教授深入研究脏腑阴阳之理，重视针灸之道，常以《黄帝内经》中"先得其道，稀而疏之"为循经取穴的宗旨。他认为只有先明白经络之道，才可以用针，且取穴要少而精。对于疾病的把握，赖教授推崇《素问·四气调神大论篇》中"故阴阳四时者，万物之终始也，死生之本也，逆之则灾害生，从之则苛疾不起，是谓得道"，认为生气通天，生病起于过用，人体不断的生命活动也是耗散元气的途径，元气亏少或元阴、元阳失衡会影响一身之阴阳，导致各种疾病的发生。疾病种类虽多，发病原因不一，但其基本病机不离阴阳失调，导致机体功能

活动失常，气血失和，经脉不利，脏腑功能紊乱，所以疾病恢复之根本也在于恢复人体"阴平阳秘"之状态。

赖教授认为，"用针之要，在于知调，调阴与阳，精气乃光，合形与气，使神内藏"，这也是上工的最高境界。通元针法调治人体元阴、元阳，可谓调其根、治其本，是治疗脏腑、经络、营卫等相互关系失调及一切气机升降出入运动失常的核心所在。

2. 针灸之要在于调神，调神之机在于通元

神是生命活动之主宰，能够调节脏腑的生理功能和气、血、津、液、精的代谢，涵盖了人的意识、思维和情感等精神活动，是脏腑功能活动与外界环境相适应的总体外在反映，对人体生命活动具有重要调节作用，因此针灸之要在于调神。《灵枢·本神》曰："凡刺之法，必先本于神。"《素问·宝命全形论篇》曰："凡刺之真，必先治神。"以上均说明调神是针灸防病治病之关键。临床上历代医家都十分重视调神在针灸治疗中的重要作用，但运用的针刺方法却各异。

"气为神之母"，神以精气为物质基础，神必须得到精气的滋养才能发挥其统御生命的作用。精气充盈则神明，精气亏虚则神疲。所以调神在于养精蓄气，而养精蓄气在于通元，因为元气乃百气之本，元阴、元阳之所在。通元调气、通元益精能够补肾固本，扶正祛邪，通调一身之气。精气足则神昌，神昌则邪去。通元针法是《黄帝内经》中"得神者昌，失神者亡"的精要例证。

二、通元针法的临床运用

通元针法包括通督养神、引气归元两部分治则。通督养神以百会、前顶、后顶、印堂、人中、大椎及背俞穴为主；引气归元以天枢、归来、气海、关元、中极等腹部穴位尤其是任脉穴位为主。两者既可分用，也可合用。配穴多为肘膝关节以下的五输穴。

1. 通督养神法

赖教授曾提出"经穴－脑相关"理论，认为针刺的干预作用必经大脑中枢的调整作用，再作用于脏腑器官等。脑为髓之海、元神之府、诸阳之会、清窍机关之所在，与经穴疗效密切相关。《灵枢·经脉》曰："人始生，先成精，精成则脑髓生……膀胱足太阳之脉……上额交巅……其直者，从巅入络脑。"《素问·脉要精微论篇》曰："头者，精明之府。"凡用通元针法必开脑窍以养神、醒神、调神、治神，神得养、得安、得定、得醒则百病除。通元针法常取脑部诸穴，如治不孕症除用引气归元法外，还常配合印堂、神庭、百会；治癫痫常取百会、人中、印堂、前顶、后顶、风池等。另外，赖教授认为背俞穴为脏腑之华盖，内应脏腑，既养脏腑之气，且入脑养元神。其理论源于《素问·宣明五气篇》中"心藏神，肺藏魄，肝藏魂，脾藏意，肾藏志"。故通元针法常配背俞穴以加强醒神开窍之功，这也体现了"从阳引阴"的思想。《黄帝内经》曰："阳气者，若天与日"，"阳气者，精则养神，柔则养筋"。赖教授认为，人体生命的根本在于阴阳二气的协调，在临床上要重视阳气的温煦作用，尤其要重视脐下肾间动气与脑部元神之气的相互转化和依赖关系。依据经络阴阳循行规律及阴阳之气分布的特殊区域和部位，倡导从阳气引领阴气，达到阴阳二气的平衡。脑部的元神之气及人身之元气，必须守位濡养、潜藏归元，精神内守才能使脏腑功能活动正常。针刺时从阳引阴，可根据病证选取头部腧穴和背俞穴，治疗阴气虚损诸病。如肺肾阴虚、久咳不愈者，取肺俞、肾俞和印堂、命门等；胃阴虚所致胃脘嘈杂、纳呆、灼痛者，取脾俞、胃俞和肾俞。背部取穴可不拘泥于常规取穴，为鼓舞阳气、温固肌表，还可取膀胱经第二侧线诸穴，如膏肓配厥阴俞、神堂配心俞以振奋心阳，志室配肾俞、胞肓配次髎以滋阴降火。

2. 引气归元法

经络之气，阴阳相应，脏腑腹背，气血交贯。疏通经络在于调经，而调经关键在于引气归元。气根于肾，元气藏于丹田，故引气归元是治疗气机失调之本。赖教授治疗气机失调之病证，以天枢、归来、气海、关元、中极等腹部穴位尤其是任脉穴位为主，配取足三里、三阴交、太冲等腧穴，收效显著。基于"正气存内，邪不可干""邪之所在，皆为不足"的理论，引气归元法尤为重视扶元固本。邪气为发病重要条件，但若正气强盛，则邪气入侵后难以深入，故临证应注重温补下元，振奋阳气，滋养阴精，扶正以祛邪。依据阴精藏于少腹丹田、真阳藏于肾间命门的理论，此法临床多取气海、关元、中极、归来等穴，以滋养阴精；取督脉腰阳关、至阳、百会和命门等穴，以温煦肾阳。肾精充盈、肾气旺盛，才能使邪去而病愈。引气归元法可用于治疗月经不调、不孕症、不育、失眠、小儿脑瘫等病证，效果颇好。

通元针法提倡针药并用、内外同治、辨证与辨病相结合。针药并用可以使二者的功效互补、互增。临床可根据病情、病人体质等不同情况，选择最佳治疗手段和方案。如用通元针法治疗中风后遗症，除运用针法外，还可配合中药汤剂补阳还五汤加石菖蒲、益智仁、远志以化痰开窍，偏瘫日久者可加杜仲、牛膝、女贞子、旱莲草以滋补肝肾。

三、通元针法的临证示例

1. 颈椎、腰椎病

颈椎病方：大椎、百会、颈夹脊、肩髃、曲池、外关、合谷，以通督养神法为主。

腰椎病方：肾俞、次髎、命门、身柱、太溪、曲泉、太冲，以通督养神法为主。

配穴：委中、足三里、阴陵泉。

功效：通经止痛。

注意事项：施术时需掌握针刺深度，背俞穴常刺入 1.2 寸左右。急性期后、久病者，用通督养神法配合引气归元法可减少复发频率。

2. 中风

主穴：风池、百会、风府、印堂、人中、前顶、后顶，用通督养神法。

配穴：颞三针，四肢穴位。

功效：通督调神，疏通经络。

3. 失眠

主穴：百会、印堂、背俞穴及膀胱经第二侧线上穴位，用通督养神法。

配穴：神门、内关、下肢五输穴。

功效：通督养神，安和五脏。

4. 不孕症、不育

主穴：肾俞、志室、次髎、关元、子宫、气海，以引气归元法为主。

配穴：丰隆、太冲、太溪、血海、膈俞、心俞。

功效：益肾填精，疏通经络。

5. 月经病

主穴：肾俞、膀胱俞，通督养神法与引气归元法交替使用。

配穴：脾俞、膈俞、心俞、命门。

功效：通督益肾，培补后天。

6. 眩晕

主穴：病情严重时予通督养神法，多取背俞穴如肝俞、脾俞、肾俞、膈俞等调理五脏；病情缓解后予引气归元法，多选腹部腧穴，从阴引阳，减少发作次数。

配穴：足三里、公孙、太溪、太冲、阴陵泉。

功效：补益气血，平肝潜阳。

7. 慢性胃炎

主穴：中脘、脾俞、肝俞、胃俞，予引气归元法，可交替用通督养神法。

配穴：足三里、丰隆、公孙、行间。

功效：调理气机，健脾益胃。

8. 血管性头痛

主穴：风府、率谷、涌泉，引气归元法与通督养神法交替使用。

配穴：多选下肢五输穴。

功效：疏经止痛，通督养神。

下　篇

　　本篇选方 84 个，根据针灸处方功用和治法，分为解表方、清热方、祛湿方等 13 大类。处方下面详列其穴位组成、主治、辨证要点、组方要点、腧穴定位、针刺手法、注意事项（部分处方无此项）、临床经验及处方歌诀，以帮助读者更好地学习应用。

第七章　解表方

　　具有疏泄腠理、宣通肺卫、解肌透疹等作用，用以治疗外感表证的处方，统称解表方。解表方根据《素问·阴阳应象大论篇》"其在皮者，汗而发之"的原则立法。本类方源于八法中的汗法。

　　解表方专攻六淫外邪侵袭人体肌表、肺卫所致的表证。外邪尚未深入，病势轻浅，此时利用经穴针灸可开泄腠理、发汗祛邪等。若失治、误治，病邪不从外解，必深入而变生他证。《素问·阴阳应象大论篇》指出："善治者，治皮毛，其次治肌肤，其次治筋脉，其次治六腑，其次治五脏，治五脏者，半死半生也。"故在外感六淫初起时，医者应及时运用针灸治疗，使邪从外解，防止传变。

　　解表方主要用于治疗表证，如外感风寒、温病初起，症状多见恶寒、发热、无汗或有汗、头痛、身痛、苔薄白、脉浮者，以及麻疹、疟疾、水肿、疮疡等病初起者。若外邪已入里，或麻疹已透，或疮疡已溃，或虚证水肿，均不宜用解表方。

　　表证多见寒者、热者，兼见气、血、阴、阳不足者，治法分为解表散寒、疏风清热及扶正解表。多选用督脉、手太阴经、手阳明经、手少阳经、足太阳经穴位组方。因感邪在肌表，故针法为泻，诸穴宜浅刺。外感风寒者，可加用拔罐、灸法等；外感风热者，可配合点刺放血、拔罐等；体虚外感者，可补泻兼施或平补平泻，留针时间不宜过久，以免汗出太过，耗气伤津。

本章将依次介绍风寒解表方、风寒项强方、伤寒头痛方、风寒表虚方、解表和中方、通鼻窍方、助阳解表方、滋阴解表方。

一、风寒解表方

[穴位组成] 大杼、风门、肺俞、列缺、合谷、印堂。

[主治] 感冒属风寒束表者。

[辨证要点] 外感风寒，恶寒发热或无发热，无汗，四肢酸楚，鼻流清涕或鼻塞，咳嗽，咽痒或喘，吐痰清稀，舌苔薄白，脉浮紧。

[组方要点] 外感风寒邪气、寒束肌表是表寒证的基本病理，根据"其在皮者，汗而发之"的原则，表寒证当辛温解表，以疏通腠理毛窍，治法为祛风散寒，发汗解表。风邪易袭阳位，根据经脉辨证，祛除表邪当首选膀胱经与督脉穴位，据脏腑辨证则须从肺脏入手。此方中的大杼、风门、肺俞，为"靳三针"取穴之背三针腧穴，本为治疗支气管哮喘、过敏性哮喘与喘息性支气管炎的经典处方，在此方中则为疏散风寒邪气的主穴。大杼主久不汗出，风门善祛风邪，肺俞通调肺气，此三穴一组可以祛邪气、复肺气。风寒束表影响肺气宣发，故上逆而咳，取肺经络穴列缺、大肠经原穴合谷，起宣通肺气、解表通络之功；经外奇穴印堂善解表邪、疗鼻病、止头痛，切病而用。

[腧穴定位]

大杼：在脊柱区，第一胸椎棘突下凹陷处旁开 1.5 寸。见图 7-1。

风门：在第二胸椎棘突下旁开 1.5 寸。见图 7-1。

肺俞：在第三胸椎棘突下旁开 1.5 寸。见图 7-1。

列缺：在前臂桡侧缘，桡骨茎突上方，腕横纹上 1.5 寸。当肱桡肌与拇长展肌腱之间。见图 7-2。

合谷：在手背，第一、二掌骨间，当第二掌骨桡侧的中点处。见图 7-3。

印堂：在额部，当两眉头之中间。见图 7-4。

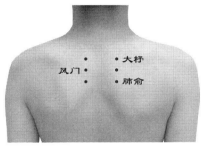

图 7-1 大杼、风门、肺俞

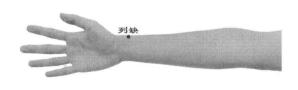

图 7-2 列缺

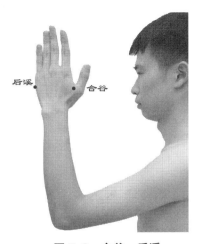

图 7-3 合谷、后溪

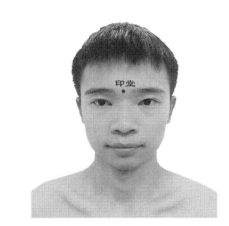

图 7-4 印堂

［针刺手法］病人取俯卧位。取 30 号 1 寸不锈钢毫针，常规消毒，针背部大杼、风门、肺俞三穴时，针尖向下与皮肤成 45°，斜向脊柱方向缓缓捻转刺入，进针深度为 0.5~0.8 寸。以上穴位行捻转平补平泻法 10 秒，每 15 分钟行针一次；或可加电针，用连续波低频率，配合特定电磁波谱（TDP）灯照；亦可加艾灸，留针 15~20 分钟。针刺后可加用穴位拔罐 5~10 分钟。印堂向下平刺 0.3~0.5 寸，以局部有酸胀感或向下放散为度；亦可用三棱针点刺出血。列缺向上斜刺 0.3~0.5 寸，合谷直刺 0.5 寸，此二穴行捻转泻法或快速搔刮针柄，使局部酸胀、沉重，列缺针感向肘、肩放射，合谷针感向手掌、食指或拇指放射，留针 15~20 分钟。

［注意事项］大杼、风门和肺俞位于背部，内对应肺脏。为避免针体刺伤胸膜腔和肺脏，在熟悉解剖学知识的基础上，针刺时应严格掌握进针角度和深度，不能向外斜刺或直刺过深，而应向内斜刺，循肋骨长轴方向，深度控制在 1 寸以

内，或直刺、浅刺。

[临床经验] 头痛甚者加头维、太阳；周身疼痛者加风池、大椎；年老体衰、术后者针刺时取轻泻法，多加艾灸。

[处方歌诀]

风寒解表列缺杼，风门印堂合肺俞，

祛风散寒主表邪，表实无汗针之除。

二、风寒项强方

[穴位组成] 后溪、申脉、风池、大杼、百劳。

[主治] 用于风寒外感，邪滞经脉，津液不能敷布而致项背强直。

[辨证要点] 项背强直，疼痛，无汗，恶风，脉浮紧。

[组方要点] 此证之项背强直是外感风寒、经脉受邪而呈挛急之象，故治疗重在疏散风寒，缓急通络。本方取手太阳小肠经之输穴后溪和足太阳膀胱经之申脉，两穴同为八脉交会穴，一通督脉，一通阳跷脉，通过与督脉、阳跷脉交会循行而主治甚广，二穴相配加强通调颈项经气之力，为治疗头项肩背强痛之主穴。辅以风池力在祛风通络，既可疏散在表之风寒，又可疏散颈项局部不通之气血；大杼为八脉交会穴之骨会，又为足太阳与手太阳之会，能疏通太阳经脉之气血，有主治全身骨骼疾病之功能；百劳乃经外奇穴，善治各种原因所致的虚劳损伤，临床常作为主穴用于治疗各型颈椎病，方中取之意在加强局部治疗效果。

[腧穴定位]

后溪：在手掌尺侧，微握拳，当小指本节（第五掌指关节）后的远侧掌横纹头赤白肉际。见图 7-3。

申脉：在足外侧部，外踝正下方凹陷处，外踝尖直下 0.5 寸处取穴。见图 7-5。

风池：在枕部，当枕骨之下，与风府相平，胸锁乳突肌与斜方肌上端之间凹陷处。取穴时嘱病人俯卧位或坐位，在项后发际上 1 寸。见图 7-6。

百劳：位于项部，当大椎穴直上 2 寸，后正中线旁开 1 寸。见图 7-6。

大杼见图 7-1。

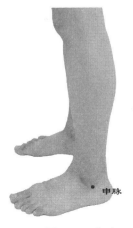

图 7-5　申脉

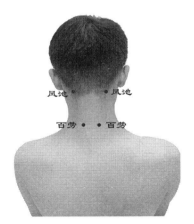

图 7-6　风池、百劳

[针刺手法] 后溪、申脉直刺 0.5~0.8 寸，行捻转补泻之泻法，间隔 5~10 分钟行针一次。风池、大杼和百劳采用正指直刺、无针左右的直刺法，或向颈椎方向斜刺，进针深度依病人胖瘦程度而定，在 0.8~1.2 寸，常用徐疾补泻手法结合刺痹法，以捻转进针法缓慢进针，捻针时腕、指用力，进皮后先在浅层候气，再缓慢推内至所需深部，待有针感后留针 30 分钟，留针时每隔 5 分钟行针一次。

[注意事项] 风池位于项部，临近椎动脉和延髓，施针时如果操作不当、针刺过深或方向错误，极易造成椎动脉或延髓损伤，引起严重的医疗事故。针刺时针尖指向鼻尖方向较为安全，深度为 0.8~1.2 寸。针尖禁止向前上方斜刺，因最易从枕骨大孔刺入小脑延髓池伤及延髓。

[临床经验] 若伴有下利、腹部胀而无热象者多为平素脾胃虚弱，表寒郁闭引起津液输布失常，可加灸天枢、中脘、足三里；伴有恶寒发热者加合谷、大椎；颈项疼痛不能回顾者加天柱；肩背疼痛者加肩井、天宗。

[处方歌诀]

项强风池劳大杼，申脉后溪并通督，

外感风寒项难顾，疏风缓急始自如。

三、伤寒头痛方

[穴位组成] 百会、天柱、风池、率谷、头维、列缺、合谷。

[主治] 外感风寒引起的伤寒头痛。

[辨证要点] 头痛，畏寒怕风，咳嗽，鼻塞，身疼无汗，舌苔薄白，脉弦紧。

[组方要点] 本方用于外感风寒之邪留滞于头部经络所致之头痛。寒邪束表，血络因寒而挛，营卫运行受阻，则头身疼痛，治疗当以散寒解表、疏通经络为大法。头为诸阳之会，故取督脉之百会配足太阳膀胱经之天柱，足少阳胆经之风池、率谷，足阳明胃经之头维以疏通诸阳经郁滞之气血。风寒郁表，肺气失宣，故取手太阴肺经之络穴列缺，手阳明大肠经之原穴合谷，原络相配，宣肺解表，发汗散邪。列缺、合谷两穴治疗头面诸疾，尤为适宜。

[腧穴定位]

百会：当头部，前发际正中直上 5 寸，两耳尖连线的中点处。见图 7-7。

天柱：在颈部，斜方肌外缘之后发际凹陷中，约当后发际上 0.5 寸，再旁开 1.3 寸。见图 7-8。

率谷：在头部，耳尖直上入发际 1.5 寸。见图 7-9。

头维：头侧部，当额角发际上 0.5 寸，头正中线旁开 4.5 寸。见图 7-9。

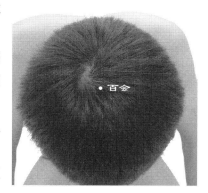

图 7-7　百会

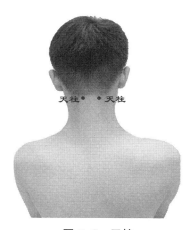

图 7-8　天柱

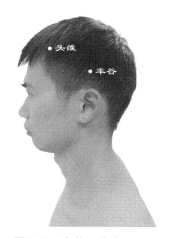

图 7-9　率谷、头维

列缺见图 7-2，合谷见图 7-3，风池见图 7-6。

［针刺手法］百会、率谷和头维，以快速进针法或飞针法进针，也可采用缓慢捻进法，进针后以捻转结合小幅度提插轻泻邪气，捻转角度大于 90°，频率快，150~200 次／分钟，用力重。天柱针刺手法同风池。风池针刺手法及注意事项见"二、风寒项强方"。列缺、合谷针刺手法同"一、风寒解表方"。

［临床经验］若前头痛加上星、阳白；头顶痛加前顶、四神聪；后头痛加后顶；痰浊头痛加丰隆、阴陵泉；瘀血头痛用三棱针点刺阿是穴，太阳穴点刺出血，可疏通局部之气血闭阻不通。

［处方歌诀］

风寒留滞气血阻，百会维池合率谷，

列缺天柱随经取，伤寒头痛症消除。

四、风寒表虚方

［穴位组成］肺俞、列缺、风池、足三里、合谷、复溜。

［主治］用于素体表虚、卫阳不固、复感风寒、营卫不和的表虚外感。

［辨证要点］症见反复外感，发热头痛，汗出恶风，喘咳有痰，声低息短，面色苍白，舌淡，脉弱，鼻流清涕。本方常用于治疗感冒、流感、气管炎、支气管炎辨证属气虚卫外不固、营不内守者。

［组方要点］本方主治素体肺气不足兼外感风寒所致诸症。肺气不足升降功能衰弱，表卫不固，津气宣降失常，又外感风寒束于肌表，故见头痛发热，恶风汗出，咳痰声低。方中肺俞为肺脏的背俞穴，列缺为手太阴肺经之络穴，二穴相配施以补法，专于补益宣通肺气。风先袭上，故取风池疏风通络。卫气不固，营不内守而见自汗出，故取足三里益气固卫，扶正祛邪。泻合谷、补复溜为前人止汗的常用配伍。且合谷与列缺原络相配，可宣肺散寒；复溜与足三里相配可益肾健胃，固表止汗。诸穴合用，可奏解肌发表、调和营卫之效。

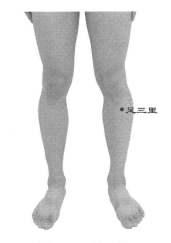

图 7-10　足三里

［腧穴定位］

足三里：在小腿前外侧，当犊鼻下 3 寸，距胫骨前缘外一横指。见图 7-10。

复溜：在小腿内侧，太溪直上 2 寸，跟腱的前方。见图 7-11。

肺俞见图 7-1，列缺见图 7-2，合谷见图 7-3，风池见图 7-6。

[针刺手法] 肺俞直刺或针尖向下与皮肤成 45°，斜向脊柱方向缓缓捻转刺入，进针深度为 0.5~0.8 寸。风池针刺后用徐疾补泻手法，以捻转进针法缓慢进针，余同"二、风寒项强方"。列缺、合谷针刺手法同"一、风寒解表方"。足三里直刺 1~2 寸，针尖稍向上，用捻转提插补法，重插轻提，使局部酸胀或针感向上循股至腹。复溜直刺 0.5~1 寸，用捻转补法，重捻向前，使局部酸麻或有触电感向足底放散。留针 30 分钟，间断行针。针后可用艾条温和灸风池、足三里、肺俞 10~20 分钟。

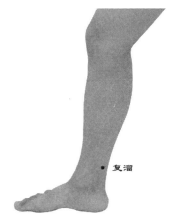

图 7-11　复溜

[注意事项] 针风池时针尖微下，向鼻尖方向斜刺。掌握进针角度和深度，不能向外斜刺或直刺过深，而应向内斜刺，深度控制在 1 寸以内，或直刺、浅刺。

[临床经验] 鼻塞不闻香臭可加迎香、印堂；头项强痛加后溪；兼喘咳加定喘、膻中。

[处方歌诀]

> 表虚汗出又恶风，肺俞列缺风池胜，
>
> 合谷复溜足三里，解肌发表可扶正。

五、解表和中方

[穴位组成] 风门、合谷、外关、中脘、足三里、天枢、膻中。

[主治] 暑天乘凉、喝冷饮等致感受寒湿，表里同病者。

[辨证要点] 症见恶寒身热，头痛无汗，头重，胸脘痞闷，不思饮食，腹痛吐泻，舌苔白腻，脉浮。

[组方要点] 本方为暑天外感于寒、内伤于湿而设。表为寒闭，津气不能外出，由三焦内归胃肠，致中焦湿滞，升降失调，故外见恶寒身重痛而内见脘痞腹痛甚则吐泻。本方之解表和中是根据表寒里湿拟定的治法。风门属足太阳膀胱

经，为督脉、足太阳膀胱经之会，可宣肺解表，益气固表。合谷为手阳明大肠经之原穴，大肠与肺相表里；外关为手少阳三焦经之络穴，三焦主气所生病。两穴配伍，宣肺理气，解表散寒，又能同调中焦之气。中脘为胃之募穴，足三里为足阳明胃经之合穴，天枢为大肠之募穴，三穴配伍，理气化滞，和中降逆。膻中为气之会穴，佐合谷、外关宣降肺气，佐中脘、足三里理气降逆。诸穴相伍，解表邪、调升降、畅气机，共奏疏风散寒、理气和中之功。

[腧穴定位]

外关：在前臂背侧，当腕背横纹至肘尖连线的上 5/6 与下 1/6 处，即腕背横纹上 2 寸，尺骨与桡骨之间。见图 7-12。

中脘：在上腹部，前正中线上，当脐中上 4 寸，胸剑联合至脐中连线的中点处。见图 7-13。

天枢：在中腹部，脐中旁开 2 寸处。见图 7-13。

膻中：在胸部，当前正中线上，平第四肋间，两乳头连线的中点。见图 7-13。

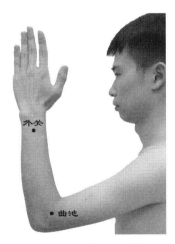

图 7-12　外关、曲池

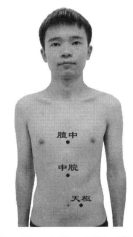

图 7-13　中脘、天枢、膻中

风门见图 7-1，合谷见图 7-3，足三里见图 7-10。

[针刺手法] 风门，向脊柱方向斜刺 0.5~0.8 寸，采用捻转泻法；合谷、外关直刺 0.5~0.8 寸，采用捻转泻法；膻中平刺或斜刺 0.5~0.8 寸，针达骨膜后行捻转泻法以加强刺激，使局部有酸胀感或扩散至前胸部；中脘、天枢，根据病人胖瘦程度直刺 1~1.5 寸，使局部有酸胀感或向下放散至脐、少腹部，采用补法；足三

里直刺 1~1.5 寸，以局部有酸胀感为度，采用补法，可针后温灸或加温针。留针 30 分钟，间断行针。针后脘腹部可用艾盒温灸。

［注意事项］风门应掌握进针角度和深度，不能向外斜刺或直刺过深，应向内斜刺，深度控制在 1 寸以内，或直刺、浅刺。

［临床经验］恶寒身热重者加大椎，针刺后可刺络放血；鼻塞流清涕加迎香；胸脘痞闷甚者加内关；腹胀便溏者加阴陵泉；情志不舒者加期门、阳陵泉。

［处方歌诀］

> 风门合谷外关行，中脘膻中三里枢，
>
> 外寒内滞胸脘痞，外解表邪内和中。

六、通鼻窍方

［穴位组成］迎香、鼻通、印堂、合谷、列缺。

［主治］过敏性鼻炎、急慢性鼻窦炎之外感风邪或风邪袭肺日久化热者。

［辨证要点］症见鼻塞不通，涕出不已，喷嚏阵阵，兼见恶寒发热，头痛，自汗恶风，舌淡红，苔薄白或薄黄，脉浮数。

［组方要点］肺司呼吸，鼻是肺气出入门户；肺合皮毛，属卫主表。本方所治病证由于风寒束表，毛窍为御寒而收缩，阻碍津气宣发而郁于少阳三焦，从鼻窦外泄。表证不解则鼻塞喷嚏不止，气郁化热则涕黄质稠。方中迎香、鼻通与印堂为鼻三针处方，且三穴均在鼻之周围部，专为治鼻疾而设，可疏风清热，宣通鼻窍。取手太阴肺经络穴列缺配手阳明大肠经原穴合谷，属原络配穴，此远端取穴可祛风散热，宣通肺气，加强鼻三针疗效。此方专于宣散外邪，疏通经气，为局部取穴与远端取穴配合法，共同组成治疗肺系鼻病为主的基本方。用艾条温和灸鼻窦部，可疏通局部气血，通利鼻窍。

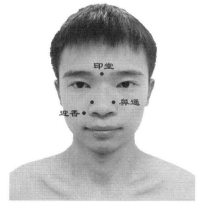

图 7-14 迎香、鼻通、印堂

［腧穴定位］

迎香：在鼻翼外缘中点旁，当鼻唇沟中。见图 7-14。

鼻通：鼻唇沟上端尽处。见图 7-14。

印堂：在额部，当两眉头之间。见图 7-14。

列缺见图 7-2，合谷见图 7-3。

[针刺手法] 以 30 号短毫针针刺。迎香，针尖向鼻翼水平进针约 0.3 寸（新病），或向鼻柱方向进针约 0.5 寸（久病）；印堂，针尖向鼻柱方向平刺入针 0.5 寸；鼻通，针尖向鼻根方向斜刺 0.5~0.8 寸。过敏性鼻炎以补法为主，急、慢性鼻窦炎以泻法为主，迎香应有得气后局部发胀、发热的感觉，可即时缓解鼻塞。先取鼻通，针尖向鼻根部方向斜刺；次取迎香，得气后局部胀痛。实证可用雀啄法，以流泪为度；虚证用轻捻转手法。后取印堂，针感向鼻尖方向及鼻翼两侧放射，根据症状虚实采取捻转提插补泻结合法。列缺、合谷针刺手法见"一、风寒解表方"。针后可用艾条温和灸鼻窦部。

[注意事项] 根据临床症状辨清病程新久、虚实、寒热，采取相应的虚实补泻手法。

[临床经验] 鼻流清涕重者多配丰隆，加灸百会；鼻塞甚者加风池；鼻流浊涕配阳陵泉、太冲、攒竹、风池；久病配肺俞、大椎后加灸；眉棱骨痛加攒竹、阳白；颧弓部压痛明显加颧髎；头痛目眩、口苦咽干，加百会、太冲、上星、太阳。

[处方歌诀]

> 通窍方用鼻三针，调气列缺合谷存，
>
> 宣降肺气善通利，原络相配法可循。

七、助阳解表方

[穴位组成] 大椎、身柱、肺俞、风池、列缺、膏肓。

[主治] 用于素体阳虚者感受风寒之邪，或久病肺痿虚冷者。

[辨证要点] 症见初起无汗，恶寒较甚，咳嗽痰稀或吐涎沫，遗尿或尿失禁，发热或微热，舌淡，苔白，脉弱。

[组方要点] 皮毛感受寒邪，入里日久不愈致肺失宣降，或恣食生冷损伤脾阳致中焦虚寒，皆易导致肺脏阳虚；更有他病、久病病人素体阳虚易感风寒者。本方即为此而设。据"寒者热之"的原则，此病适于采用艾灸或针后加灸。督脉行于背部正中，为阳脉之海，对全身阳经脉气有统率督促的作用，且与足太阳膀胱经循行分布交会，经气交贯，故主取督脉与膀胱经腧穴以疏散风寒、温肺扶阳。大椎、身柱均为督脉经穴，可助阳解表散寒；风池长于泻邪，佐大椎、身柱祛风解表；肺俞为肺脏之背俞穴，是肺脏经气输注于背部的特定穴，与肺脏有气

血贯注、内外相应的特殊联系，故风寒犯表，肺卫失宣，或久病肺痿虚冷者，取肺俞配肺经络穴列缺以宣肺解表，调肺脏功能;《备急千金要方》记载"膏肓俞无所不治，至羸瘦虚损梦中失精，上气咳逆，狂惑忘误"，艾灸膏肓可温经助阳，扶正祛邪，鼓邪外出。本方主治总属阳虚于内，兼有外感风寒，故临床症状符合此病机者皆可用之。

[腧穴定位]

大椎：在背部，后正中线上，第七颈椎棘突下凹陷处。见图 7-15。

身柱：在背部，后正中线上，第三胸椎棘突下凹陷处。见图 7-15。

膏肓：在背部，当第四胸椎棘突下旁开 3 寸。见图 7-15。

肺俞：在背部，在第三胸椎棘突下旁开 1.5 寸。见图 7-15。

列缺见图 7-2，风池见图 7-6。

[针刺手法]大椎、身柱直刺或向上斜刺

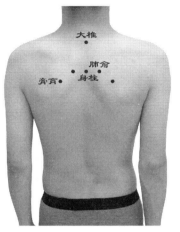

图 7-15　大椎、身柱、膏肓、肺俞

0.5~0.8 寸，以局部有酸胀感为度，可针后温灸或加温针;肺俞，针尖向下与皮肤成 45°，斜向脊柱方向缓缓捻转刺入，进针深度为 0.5~0.8 寸;膏肓用小艾炷隔姜灸 5~7 壮。列缺针刺手法见"一、风寒解表方"，风池针刺手法见"二、风寒项强方"。大椎、身柱、肺俞用针刺补法，风池、列缺用针刺泻法，诸穴得气后加用温针，或针后用艾条温和灸 20 分钟。

[注意事项]大椎忌大幅度提插捻转，针刺时若出现触电感向四肢放射，应立即退针，否则会伤及延髓。

[临床经验]恶寒甚者大椎可用烧山火手法;咳嗽气喘者可加膻中、定喘。

[处方歌诀]

> 通督解表主阳虚，大椎身柱肺俞齐，
> 风池列缺膏肓俞，温经通阳灸之宜。

八、滋阴解表方

[穴位组成]合谷、曲池、复溜、照海、肺俞、百劳。

［主治］用于素体阴虚，感受风邪，入里化热。

［辨证要点］症见头痛身热，微恶风寒，无汗或有汗不多，干咳心烦，口渴咽干，舌红，脉数。

［组方要点］素体阴虚，感受外邪，易入里化热，故用合谷、曲池解表清热祛邪，以防外邪入里化热。阴虚津亏则无力祛邪，故选用复溜、照海滋阴增液清热。百劳配肺俞宣肺清热，以治咳嗽。诸穴同用，可解表而不伤阴，滋阴而不留邪。

［腧穴定位］

照海：在足内侧，内踝尖下方凹陷处。见图 7-16。

复溜：在小腿内侧，太溪直上 2 寸，跟腱的前方。见图 7-16。

曲池：在肘横纹外侧端，屈肘，当尺泽与肱骨外上髁连线中点。见图 7-12。

肺俞见图 7-15，合谷见图 7-3，百劳见图 7-6。

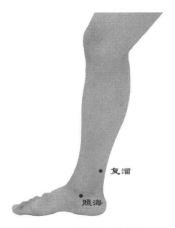

图 7-16　照海、复溜

［针刺手法］照海直刺 0.5~0.8 寸，局部有酸麻感，可扩散至整个踝部。曲池直刺 1~2.5 寸，深刺可透少海，局部酸胀或向上放散至肩部，或向下放散至手指。余穴针刺手法见前。合谷、曲池用提插捻转泻法，复溜用补法，余穴平补平泻。得气后留针 10 分钟，间断行针。

［注意事项］针百劳、肺俞时注意针刺深度为 0.5~0.8 寸，不可深刺。

［临床经验］表证较重者，可加用大椎、风池；咳嗽咽干、咯痰不爽，加用鱼际、尺泽；心烦口渴较甚，加用少府、阴谷。

［处方歌诀］

阴虚外感取百劳，合谷曲池共解表，
肺俞复溜照海穴，口渴咽干针之效。

第八章　清热方

　　具有清热、泻火、凉血、解毒等功效，可用来治疗温病、暑病、瘟疫、痢疾等里热证的方剂，称为清热方。本类方源于八法中的清法。

　　里热证为内生或外感所致。外感六淫之邪，可入里化热；五志过极，脏腑偏胜，亦可致化火。证候为恶热，身热，口渴喜冷饮，小便黄赤，舌红，苔黄，脉数等。

　　根据热邪所在部位、程度及性质的不同，里热证有气分、血分之异，有脏腑偏盛之差。证候不同，治法各异，清热之法又分为清气分热、清营血热、气血两清、清热解毒、清脏腑热、清热祛暑、清虚热等。针灸临床多选用手阳明、足阳明、手少阳、足少阳、督脉等经脉的腧穴组方。针用泻法，疾刺不留针，一般不宜灸；热在营血者，可配合刺血疗法。

　　清热方只有在表证已解、里热炽盛，或里热虽盛但尚未结实的情况下，方可运用。若表证未解，热已入里，应表里双解；若里热已结实，宜攻下。此方应用时还须注意辨热证真假。若为真寒假热，不可误用凉泻法。另外，在用刺血疗法治疗热毒盛者时，须掌握刺血量，以防伤气耗血。

一、退热方

　　[穴位组成] 关冲、曲池、内庭、大椎。

　　[主治] 用于阳明经热盛或外感热病气分热盛。

　　[辨证要点] 以高热、汗出、烦渴、脉洪为主症。症见高热持续不退，口干舌燥，烦热引饮，面赤恶热大汗出，舌苔黄燥，脉洪大有力。

　　[组方要点] 本方主治气分热盛。伤寒邪传阳明之经由寒化热，或温病热入气分已无表证，故不恶寒而高热；热蒸津液外越散热，故汗出；热盛伤津，汗出耗液，故口渴，欲饮水自救；邪盛而实，故脉洪大有力。三焦主气，故以三焦经井穴关冲清泻气分之热。阳明经多气多血，曲池为阳明经合穴，其经气最盛，五

行属土，土乃火之子，泻之其清热之力最宏，故用手阳明经合穴曲池清泻阳明。以足阳明经荥穴内庭合手阳明经合穴曲池清泻阳明，以除气分余热。大椎为"诸阳之会"，是治疗外感病之退热要穴，取之通阳解表，配合上穴共奏解热之用。

［腧穴定位］

曲池：在肘横纹外侧端，屈肘，当尺泽与肱骨外上髁连线中点。见图 8-1。

关冲：在手无名指（环指）末节尺侧，距指甲角 0.1 寸。见图 8-1。

内庭：在足背，当第二、三跖骨结合部之前的凹陷处。见图 8-2。

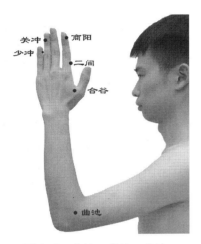

图 8-1 曲池、关冲、少冲、
合谷、商阳、二间

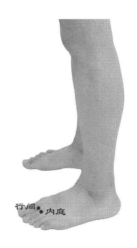

图 8-2 内庭、行间

大椎见图 7-15。

［针刺手法］关冲、内庭用三棱针点刺出血。曲池用针刺泻法，留针 10~15 分钟，间断行针。大椎可刺络拔罐放血。

［注意事项］高热时放血可每日 1 次，中病即止。

［临床经验］若兼身热恶寒、汗不出，可加合谷、风门；热入营血，可加曲泽、中冲；暑热蒙心，可加劳宫、委中；热毒炽盛，可加商阳、灵台；疟疾高热，可加间使、后溪；抽搐，可加太冲、阳陵泉；昏迷，可加人中、内关；谵妄，可加百会、大陵；心烦、口渴甚，可加通里、照海；恶心呕吐，可加中脘、内关；咳嗽，可加经渠、尺泽。

阳明气分热不退，关冲曲池加大椎，

荣主身热配内庭，辨证取穴加减随。

二、清营方

[穴位组成] 劳宫、少府、大椎、曲池、中冲、少冲。

[主治] 用于温邪初入营分，或热入血分。

[辨证要点] 热入营分，时有谵语，甚则发狂，不识尊卑，斑疹隐现，兼见体温升高，入夜尤甚，渴或不渴，心烦躁扰，夜寐不安，舌绛而干，脉数。

[组方要点] 心主血属营。温邪上受，由肺卫传入心营，营分热盛，遂见神、心、血、脉、舌各方面的病理变化。热入心营上扰心主，则烦躁不安，时有谵语；营血热炽，血欲溢出脉外，则斑疹隐现；热入营血，津为热耗，则舌质红绛；热入心营，邪盛鼓动，则脉数。故法当凉血解毒，泻热救阴。心主血，营为血中之气，故本方取手厥阴心包经荣穴劳宫、手少阴心经荣穴少府，二穴长于清心火、泻心热，用以清营凉血，安神除烦。"入营犹可透热转气"，故取督脉与手三阳经之交会穴大椎、多气多血之经手阳明大肠经之合穴曲池清泻阳经气分之热，以引病邪由营分出气分而外解。中冲为手厥阴心包经的井穴，心包代心受邪，取之可清心泻火，开窍醒神，以治疗心火上扰之证及神昏。少冲为手少阴心经井穴，配属五行木，可泻心火，息肝风，善于治疗热病扰心危及神志者。以上诸穴相配则可使邪热去，神志安。

[腧穴定位]

劳宫：在手掌心，当第二、三手掌骨之间偏于第三掌骨，微握拳屈指时中指尖处。见图8-3。

少府：在手掌面，第四、五掌骨之间，握拳时，当小指尖处。见图8-3。

中冲：在手中指末节尖端。见图8-3。

少冲：在手小指末节桡侧，距指甲角0.1寸。见图8-1。

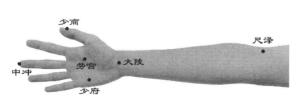

图8-3 劳宫、少府、中冲、少商、尺泽、大陵

大椎见图 7-15，曲池见图 8-1。

［针刺手法］少冲、中冲直刺 0.1~0.2 寸，或用三棱针点刺出血；少府直刺 0.3~0.5 寸，用轻泻法，使局部胀痛，刺激不可过力；劳宫直刺 0.3~0.5 寸，用轻刺激泻法，使局部有麻胀感，或向手掌和中指放散；曲池用提插捻转泻法，间断行针；大椎可刺络拔罐放血。诸穴针用泻法，持续行针 1~2 分钟后出针。

［注意事项］手掌部穴位刺激量不必过大，出针后注意按压，避免引起肿胀。

［临床经验］热盛烦躁可加曲泽、绝骨、涌泉。曲泽用三棱针点刺放血；绝骨为髓之会穴，可清髓热；涌泉为足少阴肾经井穴，有清热养阴、安神开窍之功。神昏加十宣，用三棱针点刺放血。

［处方歌诀］

热烦少寐邪传营，少府劳宫曲池行，

透热养阴加大椎，凉血中冲少冲并。

三、利咽方

［穴位组成］少商、尺泽、商阳、内庭、合谷、廉泉。

［主治］用于肺胃之火上灼咽喉所致疼痛。

［辨证要点］症见咽喉红肿疼痛，口渴喜饮，咳嗽痰多黄稠，口臭，大便秘结，病势甚者可见牙龈红肿溃烂、疼痛、出血，或头痛，舌红，苔黄厚，脉洪数。

［组方要点］本方所治之咽喉肿痛由肺胃之热循经上扰所致。手太阴肺经少商、尺泽清泻肺热，为主穴。少商为手太阴肺经井穴，外感风热所引起的咳嗽、咽喉肿痛、失音、鼻衄、热病等，可取之点刺出血以散风清热。尺泽为手太阴肺经合穴，"合主逆气而泄"，又穴性属水，为本经子穴，根据"实则泻其子"的原则，凡肺经实、热皆可治之；咽喉属肺系，肺热上壅则咽喉肿痛，泻尺泽则清肺热、利咽喉而消肿止痛。手阳明大肠经井穴商阳、足阳明胃经荥穴内庭泻阳明之热；再配手阳明大肠经原穴合谷疏风解表；取阴维与任脉交会穴廉泉清利咽喉。以上诸穴合用清热泻邪效果显著，遇到邪实热盛之证可放手用之。

［腧穴定位］

少商：在手拇指末节桡侧，距指甲角 0.1 寸（指寸）。见图 8-3。

尺泽：在肘横纹中，肱二头肌腱桡侧凹陷处。见图 8-3。

合谷：在手背，第一、二掌骨间，当第二掌骨桡侧的中点处。见图 8-1。

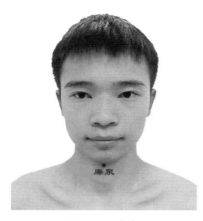

图8-4　廉泉

商阳：在手食指末节桡侧，距指甲角0.1寸。见图8-1。

廉泉：在颈部，当前正中线上，喉结上方，舌骨上缘凹陷处，当舌骨体下缘与甲状软骨切迹之间取穴。见图8-4。

内庭见图8-2。

［针刺手法］少商、商阳用三棱针点刺，出血数滴色变即止；尺泽直刺0.8~1.2寸，针刺得气后行提插捻转泻法，以局部肿胀或触电样感向前臂、手部放散为度；廉泉，针尖向舌根刺0.5寸，行捻转泻法，强刺激。余穴刺法同前。

［注意事项］本方所治之咽喉肿痛者，多因外感热邪留于肺咽所致，可合用泻血清热之中药。患病初起邪气表浅者针刺数次即可获效，配合栀子、菊花、石膏、麦冬、黄芩等方药组成的清泻肺胃热盛的方剂则取效更著。若辨证为肾阴不足、肺肾两虚者，单用针刺泻之、方药凉之，则咽痛咳嗽易迁延难愈，病程日久成语音嘶哑状，如前人言"寒之不寒，是无水也"。临床但见咽痛咳嗽、口臭便秘之实证，兼有舌红、少苔、神疲、脉细者，当考虑到实热邪气与阴虚夹杂的病机，在治疗时于清泻当中添加沙参、生地等滋阴养肺之药，增复溜、三阴交穴位，并施以捻转补法，方为契合病机。

［临床经验］若发热恶寒甚者加大椎、曲池；咽喉疼痛剧加金津、玉液，点刺出血。

［处方歌诀］

喉肿疼痛利咽方，清泻肺胃兼大肠，

尺泽内庭加廉泉，少商合谷并商阳。

四、车谷止痛方

［穴位组成］颊车、下关、内庭、二间、合谷、行间。

［主治］用于牙痛、齿龈肿胀属阳明热盛循经上炎者。

［辨证要点］症见牙痛或牙龈红肿，或溢脓，口渴，口臭，尿赤，大便干结，舌红，苔黄，脉弦洪数。

[组方要点]胃火牙痛多因胃气不降、痰食之火内伏，或喜食辛辣醇酒厚味，导致胃火痰毒随阳明经络上攻以致疼痛。手足阳明经均入齿中，为多气多血之经，治以清胃泻火常能取效。本方以手足阳明经颊车、下关、内庭、二间、合谷清泻阳明上炎之火。合谷为手阳明大肠经穴，有通调经气、清泻阳明之效，为治疗牙痛之要穴和验穴；内庭为足阳明胃经荥穴，具有良好的清胃火、泻阳明之功；下关、颊车为足阳明胃经局部取穴，可疏通局部经气。远近取穴结合，一泻胃腑实热，一散局部邪气，标本同治，增强止痛功效。辅以足厥阴肝经荥穴行间清泻风火。诸穴同用，共奏清火祛风止痛之功。

[腧穴定位]

颊车：在面颊部，下颌角前上方约一横指，当咀嚼时咬肌隆起，按之凹陷处。见图8-5。

下关：在面部耳前方，当颧弓与下颌切迹之间的凹陷中。见图8-5。

二间：微握拳，在食指本节（第二掌指关节）前，桡侧凹陷处。见图8-1。

行间：在足背侧，当第一、二趾间，趾蹼缘的后方赤白肉际处。见图8-2。

合谷见图8-1，内庭见图8-2。

[针刺手法]颊车直刺0.3~0.5寸，或向牙痛方向透刺，使局部取得酸胀感；下关，沿下颌骨外向上、下齿平刺1.5~2寸，使酸胀感扩

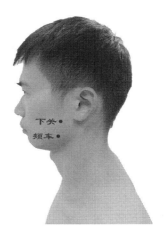

图8-5 颊车、下关

散至上、下齿。此二穴针刺得气后行捻转泻法强刺激。内庭、合谷、行间均直刺0.5~1寸，得气后行提插捻转泻法。二间直刺0.2寸，以局部胀痛为宜，采用泻法。留针10~15分钟，间断行针，亦可加电针。

[注意事项]下关深部有三叉神经分支，如下颌神经、耳颞神经，颊车深部有面神经、耳大神经及咬肌神经，针刺刺激能在一定程度上阻滞神经传导而止痛。同时，穴位深处有丰富的静脉丛，二穴通过该静脉丛的静脉或属支与颅内和面部静脉相沟通，故针刺时要严格按照无菌操作进行，面部有感染的病人不宜采用此二穴。

[临床经验]胃火牙痛有许多病因，临床常见于龋齿、急性根尖周围炎、牙周围炎、牙龈炎、牙本质过敏等病，表现出一派火热瘀滞之象。针刺配合中药生

地黄、石膏、知母、麦冬、牛膝、升麻、牡丹皮、黄连、大黄等组成的清胃泻火之方剂，取效更捷。兼有形寒身热加风池、外关；大便秘结加支沟、天枢、水道（左）、归来；口内生疮加人中、长强。

［处方歌诀］

阳明车谷止痛方，下关内庭二间当，

兼用行间清风火，专治牙痛与肿胀。

五、清目方

［穴位组成］眼三针、合谷、太冲。

［主治］用于视神经萎缩、弱视、早期青光眼等。

［辨证要点］症见视物不清，兼见目睛红赤，目胀头痛，畏光流泪，口苦口渴，烦热，舌边尖红，脉弦数等。

［组方要点］精血亏虚、经脉郁滞、目失所养是视神经萎缩等眼病的共同病机，同时伴有暴盲恼怒、面赤易热、目胀头痛、口渴烦躁者，为肝阳偏盛，针刺处方当考虑此证本虚标实的特点，以补虚泻实、虚实并调为治则。眼三针为岭南针灸名家靳瑞教授治疗视神经萎缩最常用的穴位，重在目系的局部取穴，加上深刺可使针尖达眶内后靠近视神经，使针感向其扩散，从而气至病所。眼三针之眼1为膀胱经循行区域，眼3为胆经循行区域，据膀胱与肾、肝与胆的经脉表里关系，二穴可疏通相应经脉，兼调补肝肾；眼2位于胃经承泣附近，擅长调补气血。取合谷疏调阳明经气，以泻风热。目为肝之窍，取足厥阴肝经原穴太冲以降肝火。诸穴合用，既能改善视物不清的症状，又能疏肝泻实，达到标本同治的效果。

［腧穴定位］

眼三针之眼1：眶内缘、目内眦上0.2寸。见图8-6。

眼三针之眼2：目下0.7寸，直目瞳子，当眼球与眶下缘之间。见图8-6。

眼三针之眼3：目正视，瞳孔直上，眉弓中点处，当眶上缘与眼球之间。见图8-6。

太冲：在足背侧，当第一、二跖骨间隙的后方凹陷处。见图8-7。

合谷见图8-1。

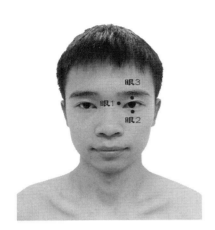

图 8-6　眼三针

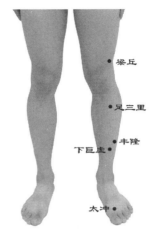

图 8-7　太冲、下巨虚、梁丘、丰隆、足三里

[针刺手法]眼三针用 1.5~2 寸毫针刺入，采用轻捻缓进法进针，即将针尖先置于眼皮肤上，再用腕力和指力捻进皮内。其中眼 1 直刺 1.5 寸；眼 2 在进针后直刺 0.5 寸，然后使针尖朝眶内刺入 1 寸，共刺入 1.5 寸；眼 3 在进针时针尖向内，使针身与两眼连线的夹角为 60°，进针 0.5 寸后使针身与双眼连线的夹角为 45°，再刺入 1 寸，共入针 1.5 寸。针刺得气后有胀、酸、麻感为有效。留针 30 分钟，每 10 分钟轻捻转 1 次。太冲直刺 0.5~0.8 寸，使局部有酸胀感，或向足底放射，采用泻法。合谷针刺手法同前。

[注意事项]眼三针忌大幅度提插捻转，以防出血或伤及眼球，出针时以棉球按压针孔 5~10 分钟。太冲较为敏感，故针刺时手法应轻，以免产生疼痛。

[临床经验]眼三针的针刺操作必须严格按照要求执行，轻捻或轻轻刮针，以求针感，但确无针感或仅有微胀者，多为眼周结缔组织增生及神经退行性病变所致，不宜强求针感，避免增加病人痛苦。视神经萎缩日久者，可选用黄芪注射液、胎盘多肽注射液、维生素 B_{12} 等在五脏背俞穴相应的穴位注射。为加强眼三针之疗效，配穴可取睛明。睛明为手太阳经、足太阳经、足阳明经、阳跷脉、阴跷脉五脉交会穴，能疏通交会之经脉的经气，针用泻法，可泻诸经之郁热。睛明为治疗眼疾的常用穴，有清热明目作用，配以眼区附近之攒竹则清热明目作用更强。头痛甚加印堂；肝胆火盛加侠溪、阳陵泉。

[处方歌诀]

　　　清目主穴眼三针，清热泻火针下分，

　　　远取合谷与太冲，虚实兼顾视物准。

六、泻心方

[穴位组成] 中冲、少冲、劳宫、大陵、中极、下巨虚。

[主治] 用于心经热盛证。

[辨证要点] 症见心胸烦热，口渴引饮，手足心热，失眠多梦，口舌生疮，小便短赤，其则尿痛尿急，苔薄黄，舌尖红，脉数。

[组方要点] 心经热盛证可见于多种疾病中，如失眠、更年期综合征、焦虑症、尿道炎、口疮等。心热盛，故取手少阴心经和手厥阴心包经之少冲、中冲、劳宫、大陵，以清心泻火，安神除烦；中极为足三阴经与任脉交会穴，又为膀胱之募穴，取之以清利下焦湿热；心热往往下移于小肠，故取小肠下合穴下巨虚，"合治内腑"而除小肠之热。

[腧穴定位]

大陵：在腕掌横纹的中点处，当掌长肌腱与桡侧腕屈肌腱之间。见图8-3。

中极：在下腹部，前正中线上，当脐中下4寸。见图8-8。

下巨虚：在小腿前外侧，当犊鼻下9寸，距胫骨前缘一横指。见图8-7。

少冲见图8-1，中冲、劳宫见图8-3。

[针刺手法] 中冲、少冲用三棱针点刺出血；大陵、劳宫直刺0.3~0.5寸，使局部有麻胀感，或向手掌和中指放散；中极直刺1~1.5寸，使局部有酸胀感，可向下扩散至外阴部；下巨虚直刺1~2寸，使局部有酸胀沉重感，可扩散至小腿足背。以上穴位针刺得气后行提插捻转行泻法。留针15分钟，间断行针。

[注意事项] 中极不可针刺过深，以免刺伤膀胱。孕妇禁针中极。

[临床经验] 泻心方治疗口疮、失眠等属心经热盛者可获良效。失眠可加内关、神门、

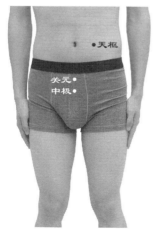

图8-8　中极、天枢、关元

三阴交；小便短赤加膀胱俞、兑端；身热口渴甚加曲池；心烦喜呕加间使。在此基础上配合中药疗效更佳。心火较盛者取黄连、生地黄、生甘草等组成方剂；小便不通者取车前子、赤茯苓组成方剂；热烦不解者取淡竹叶、地骨皮、麦冬组成方剂。

[处方歌诀]

泻心安神主热盛，二冲劳宫极大陵，

小便短赤下巨虚，除烦利尿心安宁。

七、消渴方

[穴位组成] 肺俞、脾俞、肾俞、关冲、天枢、公孙、关元、太溪。

[主治] 用于阴虚燥热所致消渴病。

[辨证要点] 症见口干舌燥，烦渴多饮，消谷善饥，烦热多汗，大便干结，形体消瘦，肢体乏力，尿频尿多，舌苔黄，脉滑数。

[组方要点] 消渴可分上、中、下三消，上消属肺，中消属胃，下消属肾，故本病以调肺、胃、肾三经之气为治。背俞穴为脏腑之气输注之处，故以肺俞、脾俞、肾俞为主，清调上、中、下三焦火热之气；关冲为手少阳三焦经井穴，点刺出血可进一步清泻三焦邪热；天枢为足阳明胃经穴，又是大肠的募穴，汇聚大肠之气，可以调理胃肠疾病；足太阴脾经络穴公孙调理脾胃以治中消；配足少阴肾经太溪、任脉关元滋肾阴以治下消。

[腧穴定位]

肺俞：在背部，当第三胸椎棘突下，旁开1.5寸。见图8-9。

脾俞：在背部，当第十一胸椎棘突下，旁开1.5寸。见图8-9。

肾俞：在腰部，当第二腰椎棘突下，旁开1.5寸。见图8-9。

天枢：在中腹部，脐中旁开2寸处。见图8-8。

关元：在下腹部，前正中线上，当脐中下3寸。见图8-8。

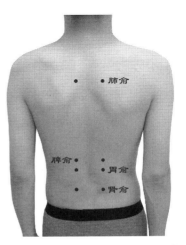

图8-9　肺俞、脾俞、肾俞、胃俞

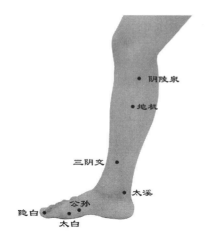

图 8-10　太溪、公孙、太白、阴陵泉、隐白、地机、三阴交

太溪：在足内侧，内踝后方，当内踝尖与跟腱之间的凹陷处。见图 8-10。

公孙：在足内侧缘，当第一跖骨基底的前下方。见图 8-10。

关冲见图 8-1。

［针刺手法］肺俞斜刺 0.5~0.8 寸，局部有酸胀感，可向肋间放散。脾俞斜刺 0.5~0.8 寸，局部有酸胀感，可向腰部放散。肾俞直刺 0.5~1寸，局部出现酸胀感，可向臀部和下肢部放散。天枢直刺 1~1.5 寸，局部有酸胀感，可扩散至同侧腹部；针尖略向上斜刺，针感可沿足阳明胃经逐渐上行至不容；针尖略向下斜刺，针感可沿足阳明胃经逐渐下行至归来。关元直刺 1~1.5 寸，局部有肠转感或酸胀感，也可向下扩散至外生殖器和会阴部。太溪、公孙直刺 0.5~1 寸，针感可扩散至足底，出现局部酸胀。针用泻法或平补平泻法，留针 20~30 分钟，间断行针。关冲用三棱针点刺出血。

［注意事项］肺俞内对肺脏，故不可深刺，以防伤及肺脏引起气胸；同理，肾俞深部为肾脏，亦不能深刺，以防刺伤肾脏。

［临床经验］口渴多饮偏重加上廉泉（针尖向舌根方向针 1 寸）、鱼际，用泻法；消谷善饥偏重加中脘、胃俞，用泻法；多尿偏重加肾俞、复溜，用补法。在针刺基础上可配以益胃滋阴之味，如麦冬、白茅根、乌梅、天花粉、生地黄汁，或泻火之黄连、苦参，或调水之泽泻、茯苓，辨明病机，随证用之。

［处方歌诀］

消渴方主三焦热，肺脾肾溪孙冲得，

关元天枢通元法，寓补于消治三多。

八、清金方

［穴位组成］肺俞、鱼际、尺泽、孔最、膻中、太白、阴陵泉、丰隆。

［主治］用于邪热郁肺，蒸液成痰，邪阻肺络，血滞为瘀，痰热与瘀血互结蕴酿成痈之肺痈。

[辨证要点] 症见咳吐浊痰，呈黄绿色，有腥味，口干咽燥，或咳吐大量脓血痰，腥臭异常，时有咯血，胸中烦满而痛，甚则气喘，身热面赤，烦渴喜饮，苔黄腻，舌质红，脉滑数。

[组方要点] 肺受热灼则气失清肃，热壅血瘀可郁结成痈，血败化脓而出现咳吐大量脓血痰。脾为生痰之源，肺为贮痰之器，故治宜肺脾同取，治以清泻肺热、健脾化痰。本方取肺之背俞穴肺俞，手太阴肺经荥穴鱼际、合穴尺泽及郄穴孔最，以清肺热、化痰浊；配以气之会穴膻中可调肺气以止咳；取足太阴脾经原穴太白、合穴阴陵泉健脾化湿；"痰多宜向丰隆寻"，故取足阳明胃经络穴丰隆蠲痰化浊。

[腧穴定位]

鱼际：在手拇指本节（第一掌指关节）后凹陷处，约当第一掌骨中点桡侧，赤白肉际处。见图8-11。

尺泽：在肘横纹中，肱二头肌腱桡侧凹陷处。见图8-11。

孔最：在前臂掌面桡侧，当尺泽与太渊连线上，腕横纹上7寸。见图8-11。

膻中：在胸部，当前正中线上，平第四肋间，两乳头连线的中点。见图8-12。

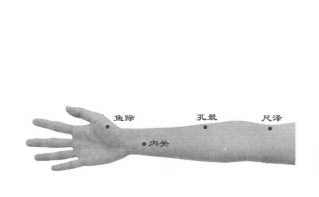
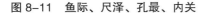

图8-11　鱼际、尺泽、孔最、内关

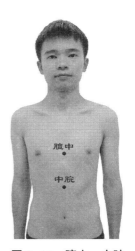

图8-12　膻中、中脘

丰隆：在小腿前外侧，当外踝尖上8寸，条口外，距胫骨前缘二横指处。见图8-7。

太白：在足内侧缘，当足大趾本节（第一跖趾关节）后下方赤白肉际处。见图8-10。

阴陵泉：在小腿内侧，当胫骨内侧髁后下方凹陷处。见图 8-10。

肺俞见图 8-9。

［针刺手法］鱼际直刺 0.5~0.8 寸，使局部胀痛，或用三棱针点刺出血或挑治；尺泽以三棱针点刺出血；孔最直刺 0.5~1 寸，使局部酸胀沉重，针感向前臂放散；膻中、太白直刺 0.5~0.8 寸；丰隆、阴陵泉直刺 1.0~1.2 寸；肺俞针刺手法同前。以上诸穴得气后行提插捻转泻法，强刺激，留针 15 分钟，间断行针。

［注意事项］肺俞内对肺脏，故不可深刺，以防伤及肺脏引起气胸。

［临床经验］肺热实证的针刺方法较多，除手法补泻外还可用电针、放血、拔罐等。若身壮热可加大椎、合谷；胸中闷胀可加内关、公孙。

［处方歌诀］

清金除热主肺痈，肺俞鱼泽最膻中，

丰隆太白阴陵泉，痰瘀互结可收功。

九、清胃方

［穴位组成］胃俞、中脘、足三里、梁丘、行间、丘墟。

［主治］用于胃痛属肝气不舒者。

［辨证要点］肝气郁结，日久化热，邪热犯胃，症见胃脘灼痛，烦躁易怒，泛酸嘈杂，口干口苦，或呃逆不已，大便秘结，舌红，苔黄，脉弦数。

［组方要点］肝喜条达主疏泄，肝经经脉布胁肋循少腹。因情志不遂而致肝气郁结，木郁克土，胃痛乃犯；或嗜食辛辣，损伤胃阴而发病。本方胃俞、中脘同用为俞募配穴，以疏通胃气而升清降浊；"合治内腑"，取胃之下合穴足三里以理脾胃，调中气；郄穴可治脏腑病、疼痛病，故取足阳明胃经郄穴梁丘以止胃痛；泻足厥阴肝经荥穴行间、足少阳胆经原穴丘墟，平肝胆横逆之气以抑木扶土。

［腧穴定位］

胃俞：在背部，当第十二胸椎棘突下，旁开 1.5 寸。见图 8-9。

中脘：在上腹部，前正中线上，当脐中上 4 寸。见图 8-12。

梁丘：屈膝，在大腿前面，当髂前上棘与髌底外侧端的连线上，髌底外缘上 2 寸凹陷处。见图 8-7。

丘墟：在足外踝的前下方，当趾长伸肌腱的外侧凹陷处。见图 8-13。

足三里：在小腿前外侧，当犊鼻下 3 寸，距胫骨前缘外一横指。见图 8-7。

行间见图8-2。

[针刺手法] 胃俞直刺 0.5~0.8 寸，局部酸胀感可向腰部及腹部放散；中脘直刺 1~1.5 寸，局部有酸胀感或向下放散至脐、少腹部；梁丘直刺 1~1.2 寸，使局部酸胀感扩散至膝关节周围；丘墟直刺 0.5~0.8 寸，使局部有酸痛感；行间直刺 0.5~0.8 寸，使局部酸胀感放散至足背；足三里直刺 1~2 寸，使局部有酸胀感。诸穴用提插捻转泻法，留针 15 分钟，间断行针。

[注意事项] 中脘不可针刺过深，手法不宜过强，以免伤及胰腺，若针下有落空感则会发生危险。

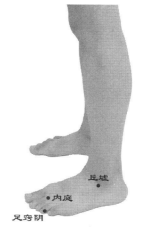

图 8-13　丘墟、足窍阴、内庭

[临床经验] 此方重在疏肝健胃、俞募相配治疗胃痛。脘痞腹胀加脾俞、公孙；胁痛加阳陵泉、期门。寒邪犯胃加神阙散寒止痛；饮食停滞加梁门、建里消食导滞；脾胃虚寒加神阙、气海、脾俞、胃俞温中散寒；胃阴不足加太溪、三阴交滋阴养胃；瘀血停滞加膈俞、阿是穴化瘀止痛。针刺治疗胃痛疗效显著，常常数次而取效。平素当注意饮食调理，生活规律，戒除烟酒，保持心情舒畅。胃痛证候有时与肝胆疾患、胰腺炎、心肌梗死等相似，须注意鉴别，以免延误病情。

[处方歌诀]

> 清胃泻火主胃痛，俞募胃俞中脘同，
> 梁丘墟间足三里，抑木扶土治胃腑。

十、清经方

[穴位组成] 太冲、足窍阴、隐白、三阴交、地机、水道、归来、气海、中极。

[主治] 用于崩漏属热蕴胞宫者。

[辨证要点] 症见月经周期紊乱，出血时间不定，血崩，色深红，味秽质浓稠，口干喜冷饮，心烦易怒，舌红，苔黄，脉滑数；或兼见胸胁胀痛，时欲叹息；或血中夹有瘀块，腹痛拒按；或兼见带下如注，舌苔黄腻。

[组方要点] 本方主治崩漏属血热者，或热与湿、郁、瘀合而致病。病人多素体阳盛，外感热邪，或过食辛辣，致热伤冲任，迫血妄行；或因情志抑郁，肝

郁化火，致藏血失常；或产后余血未净，瘀血阻滞冲任，血不归经发为崩漏。病变涉及冲任二脉及肝、脾、肾三脏。本方泻足厥阴肝经原穴太冲、足少阳胆经井穴足窍阴，平肝胆郁热，热清则血宁；补足太阴脾经隐白、三阴交、地机，以及足阳明胃经水道、归来，以健脾益气，养血通血；任脉气海、中极可调一身元气，气为血帅，气旺则能摄血。

［腧穴定位］

中极：在下腹部，前正中线上，当脐中下 4 寸。见图 8-14。

气海：在下腹部，前正中线上，当脐中下 1.5 寸。见图 8-14。

归来：在下腹部，当脐中下 4 寸，距前正中线 2 寸。见图 8-14。

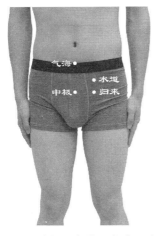

图 8-14　中极、气海、归来、水道

水道：在下腹部，当脐中下 3 寸，距前正中线 2 寸。见图 8-14。

足窍阴：在足第四趾末节外侧，距趾甲角 0.1 寸。见图 8-13。

隐白：在足大趾末节内侧，距趾甲角 0.1 寸（指寸）。见图 8-10。

地机：在小腿内侧，当内踝尖与阴陵泉的连线上，阴陵泉下 3 寸。见图 8-10。

三阴交：在小腿内侧，当足内踝尖上 3 寸，胫骨内侧后缘。见图 8-10。

太冲定位见图 8-7。

［针刺手法］根据证候采用相应的补泻手法。太冲直刺 0.5~1 寸，局部有酸胀感或向足底放散；足窍阴浅刺 0.1~0.2 寸，或三棱针点刺出血；隐白浅刺 0.1~0.2 寸，使局部胀痛；三阴交直刺 1 寸，使局部酸胀感或向足底放散，或扩散至膝关节或股内侧；地机直刺 1~1.5 寸，使局部酸胀感或向小腿部扩散；水道、归来直刺 1~1.5 寸，或针尖略向耻骨联合处斜刺 1.5~2 寸，使下腹有酸胀感，少数情况下酸胀感向小腹及外生殖器放散；中极、气海针尖稍向下斜刺，使针感传至耻骨联合上下或会阴部。隐白、三阴交、气海、地机用补法，其他穴用泻法。留针 30 分钟，间断行针。

［注意事项］在经期前安排针灸治疗，行经期间不行针刺。隐白孕妇慎刺。

［临床经验］血热甚者加用期门清泻血中之热以止血；湿热重者加阴陵泉以清利下焦湿热；气郁者加用大敦疏肝理气，泻热止血；血瘀者配气冲调经祛瘀，

使血有所归；阴虚者配肾俞、太溪滋肾阴，调经血；烦热加内关。

［处方歌诀］

> 清经主热蕴胞宫，先期量多色紫红，
>
> 中极气海归水道，窍地隐白交太冲。

十一、清暑方

［穴位组成］百会、人中、大椎、合谷、内关、中脘、内庭。

［主治］用于暑热燔灼、蒙蔽心包导致中暑。

［辨证要点］症见身热无汗，面红目赤，烦躁不安，或猝然晕倒，昏不知人，抽搐，舌红，脉洪大而数，甚则四肢逆冷，汗出如珠，舌红绛，脉细数。

［组方要点］暑为阳热之邪，侵袭人体，燔于气分，或内陷营血，易犯心包而致清窍闭塞，神志昏迷。邪气在卫表、肺脏、气分、营血的深浅不同，而临床表现各异。本方取督脉之百会、人中、大椎醒脑开窍，泻热以苏厥逆。大椎为督脉经穴，又是诸阳之会，总督一身之阳，可退热解表；合谷、内关、中脘以泻营血暑热；取足阳明胃经内庭以疏阳明经气，退阳明暑热。

［腧穴定位］

百会：当头部，前发际正中直上 5 寸，两耳尖连线的中点处。见图 8-15。

人中：在面部，当人中沟的上 1/3 与中 1/3 交点处。见图 8-16。

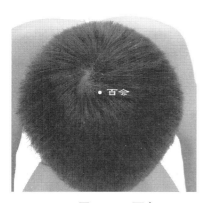

图 8-15　百会

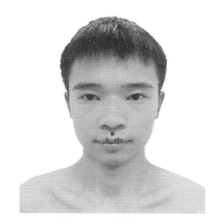

图 8-16　人中

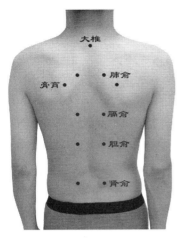

图 8-17　大椎、肺俞、膏肓、
肾俞、膈俞、胆俞

大椎：在背部，当第七颈椎棘突下凹陷中。见图 8-17。

内庭：在足背，当第二、三跖骨结合部之前的凹陷处。见图 8-13。

内关：在前臂掌侧，当曲泽与大陵的连线上，腕横纹上 2 寸，掌长肌腱与桡侧腕屈肌腱之间。见图 8-11。

中脘见图 8-12，合谷见图 8-1。

［针刺手法］大椎向上斜刺 0.8~1.2 寸，使局部有酸胀感，采用泻法，或用三棱针点刺出血；人中向上斜刺 0.3~0.5 寸，针感强，局部以疼痛为主，捻转时可有酸胀感，得气后用较大幅度提插捻转泻法；内庭用三棱针点刺出血。余穴均用泻法，强刺激，留针 20 分钟，间断行针。中暑重证，必须及时抢救，严密观察病情变化，采取针灸及中西医结合综合治疗措施。

［注意事项］大椎针刺时注意深度，不可过深，针刺时若出现触电感向四肢放射，应立即出针，否则会损伤脊髓，行针时忌大幅度提插捻转。

［临床经验］针刺退热解暑有很好的临床效果，针刺同时还当查明病因明确诊断。风热加外关疏风清热；肺热加尺泽、少商清泻肺热；气分热盛加关冲清泻三焦；血分热盛加中冲清心泻热，加委中泻血中之热；抽搐加阳陵泉；汗出如珠、脉微欲绝加灸关元、气海。

［处方歌诀］

> 暑热燔灼或夹湿，烦躁呕吐昏不知，
> 内关百会人中椎，中脘合谷内庭使。

十二、清虚热方

［穴位组成］肺俞、膏肓、四花、大椎、肾俞。

［主治］肺病后期属肺肾阴虚、燥邪恋肺者；更年期综合征或长期低热、虚劳骨蒸者。

［辨证要点］症见干咳少痰，咽干，口燥，潮热，盗汗，咯血痰红，舌红，少

苔，脉细数；或低热日久不退，咳嗽少痰，午后潮热，形瘦盗汗，心烦失眠，甚至男子失精，女子闭经，舌质红，脉细而数。

［组方要点］本方证由肺肾阴虚所致，水为金之子，金为水之母，肺肾阴虚则内热从生。病位在肺者病机为肺失清肃，虚火上炎，表现为咳嗽气喘、咽喉燥痛，虚火灼伤肺络则痰中带血，治之当养阴清热、化痰止咳；病位在肾者，病机为肾阴亏虚，阴虚火旺，表现为骨蒸潮热，盗汗遗精，心烦易怒，足膝热疼。肾俞系肾之背俞穴，为本脏真气所输注之处，针用补法，以滋养肾水；肺俞乃肺之背俞穴，配除骨蒸之奇穴四花以清虚热，调肺气；膏肓为主治诸虚百损的要穴，既能补肾阴，又能益肺气；取大椎可增强清热之力。

［腧穴定位］

肺俞：第三胸椎棘突下旁开 1.5 寸。见图 8-17。

膏肓：在背部，当第四胸椎棘突下旁开 3 寸。见图 8-17。

大椎：在背部，当第七颈椎棘突下凹陷中。见图 8-17。

肾俞：在腰部，当第二腰椎棘突下旁开 1.5 寸。见图 8-17。

四花：为经外奇穴，其位置相当于第七、十胸椎棘突下旁开 1.5 寸，即膈俞、胆俞的位置。见图 8-17。

［针刺手法］肺俞、肾俞针刺方法同前；膏肓、四花针刺手法同肺俞；大椎向上斜刺 0.8~1.2 寸，使局部有酸胀感，或用三棱针点刺出血。先刺肺俞、膏肓、大椎，再刺四花，针用补法，留针 20 分钟，间断行针。

［注意事项］肺俞内对肺脏，故不可深刺，以防伤及肺脏引起气胸。大椎针刺时注意深度，不可过深，针刺时若出现触电感向四肢放射，应立即出针，否则会损伤脊髓，行针时忌大幅度提插捻转。肾俞深部为肾脏，故不能深刺，以防刺伤肾脏。

［临床经验］咽红肿痛加少商、照海；咳逆加列缺；咯血加孔最；咽中干、口中热唾加少泽；音嘶加扶突、天鼎；盗汗加太溪、复溜、阴郄；食欲不振加中脘、足三里；失眠加间使、太溪；遗精加关元、志室；闭经加气冲、三阴交。

［处方歌诀］

　　　　虚劳骨蒸久不退，肺俞膏肓与大椎，

　　　　四花肾俞通督法，清热调气诸症遂。

第九章 祛湿方

具有化湿利水、通淋泄浊、利湿退黄等作用，治疗水湿病证的组方，称为祛湿方。本类方源于八法中的消法。

湿邪为病，分外湿和内湿。外湿多因气候潮湿，或淋雨涉水，或久居湿处，湿邪侵袭人体而致；症见恶寒发热，头痛身重，关节酸痛等。内湿多因过食肥甘，或饮食生冷，伤及脾胃，湿浊内生，或脾肾阳虚，津液输布失调，气化不利，水湿内停；症见胸脘痞满，恶心欲呕，泄泻，水肿，黄疸等。外湿和内湿又可相互影响，相兼为病。

水湿病证临床表现较为复杂，外湿侵袭可与风、寒、暑、热相兼致病，内湿可寒化、热化，邪犯部位有表里或高下之别，因此相应祛湿方法各异，分为清热祛湿、祛风胜湿、温化水湿、利水渗湿、化湿和胃等。

水湿病证关乎五脏，与肺、脾、肾三脏密切相关，主水在肾，制水在脾，调水在肺，故常取肾、脾、肺三经的腧穴配合运用。此外，三焦气阻则决渎无权，膀胱不利则小便不通，还可选取三焦经及膀胱经上的腧穴治疗水湿相关疾病。

针刺穴位，出针后注意按压，避免引起肿胀。

一、通淋方

[穴位组成] 中极、太冲、膀胱俞、阴陵泉、三阴交、复溜、涌泉。

[主治] 湿热下注之淋证；中焦湿热移注膀胱，阻遏膀胱气化之癃闭。

[辨证要点] 湿热之邪下注膀胱或中焦湿热移注膀胱，致使膀胱气化功能失常，发为淋证或癃闭。淋证症见小溲淋漓不尽，尿时灼热刺痛，或见尿血，或见砂石，甚则小腹急痛、胀满，口燥咽干，苔黄，脉滑数。癃闭症见小便阻塞不通，或点滴而下，短赤灼热，少腹胀痛，烦躁口渴，或大便不畅，舌质红，苔根黄腻，脉数。

[组方要点] 本方取膀胱俞、中极同用系俞募配穴法，以疏通膀胱气机；取足太阴脾经合穴阴陵泉及足三阴经交会穴三阴交，以清利脾经湿热，并疏通足三阴经气血；肝脉络阴器，故取足厥阴肝经原穴太冲，泻肝经之实热而镇痛；取足少阴肾经之井穴涌泉、经穴复溜以益肾养阴清热利水。全方清热利湿、疏肝调脾、理气益肾，以助膀胱气化水液，则病可告愈。

[腧穴定位]

太冲：在足背侧，当第一、二跖骨间隙的后方凹陷处。见图9-1。

膀胱俞：在骶部，当骶正中嵴旁开 1.5 寸，平第二骶后孔中。见图9-2。

阴陵泉：在小腿内侧，当胫骨内侧髁后下方凹陷处。见图9-3。

三阴交：在小腿内侧，当足内踝尖上 3 寸，胫骨内侧后缘。见图9-3。

复溜：在小腿内侧，太溪直上 2 寸，跟腱的前方。见图9-3。

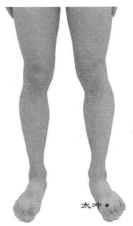

图 9-1 太冲

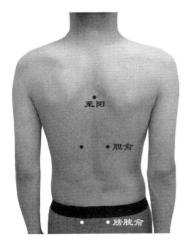

图 9-2 膀胱俞、胆俞、至阳

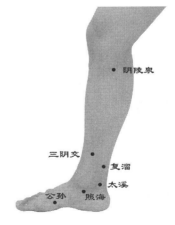

图 9-3 阴陵泉、三阴交、复溜、太溪、照海、公孙

涌泉：在足底部，卷足时足前部凹陷处，约当足底二、三趾趾缝纹头端与足跟连线的前 1/3 与后 2/3 交点上。见图 9-4。

中极见图 8-14。

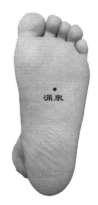

图 9-4　涌泉

［针刺手法］取 30 号 1 寸不锈钢毫针，常规针刺消毒。病人俯卧位，取膀胱俞直刺 0.8~1.2 寸；病人仰卧位，取中极、三阴交直刺 0.5~1 寸，取太冲、阴陵泉、涌泉直刺 0.5~0.8 寸，取复溜直刺 0.8~1 寸。诸穴均用强力度、大角度、快频次的捻转泻法。留针 10 分钟，间断行针。

［注意事项］三阴交、中极孕妇禁针。

［临床经验］湿毒上犯之喘息加手太阴肺经之井穴少商、合穴尺泽刺络放血；尿中见血加足太阴脾经之血海以补血养血，引血归经；少腹满痛加足阳明胃经之气冲、合穴足三里以健脾理气止痛；口渴甚加经外奇穴之上廉泉以生津止渴；心烦加手厥阴心包经之络穴内关、经外奇穴之印堂以调和三焦，宁心安神。

［处方歌诀］

通淋中极膀胱俞，太冲阴陵泉相伍，

复溜涌泉三阴交，泻火通淋病自除。

二、退黄方

［穴位组成］胆俞、阳陵泉、太冲、阴陵泉、劳宫、至阳、腕骨。

［主治］湿热蕴于肝胆所致阳黄。

［辨证要点］湿热之邪内蕴肝胆，致使肝主疏泄功能失常，气机运行不畅，导致胆汁四溢，发为阳黄。症见目肤黄染，黄色鲜明如橘，口渴或身热，小便黄赤短少，大便干结，食后腹胀，或胸中懊恼，恶心，舌苔黄腻，脉弦数。

［组方要点］本方泻胆俞及胆之下合穴阳陵泉，以泻胆腑之热、利湿退黄；配足厥阴肝经原穴太冲，以疏肝、助泻胆之力；泻足太阴脾经合穴阴陵泉，以清脾经湿热；取手厥阴心包经荥穴劳宫，以清热安神；取督脉至阳配手太阳小肠经原穴腕骨，以疏泄太阳而清化在表之湿热，且腕骨和至阳为伍，是古人治黄的常用效穴。诸穴合用，共奏清热化湿、疏肝利胆退黄之效。

［腧穴定位］

胆俞：在背部，当第十胸椎棘突下，旁开 1.5 寸。见图 9-2。

至阳：第七胸椎棘突下凹陷中。见图 9-2。

阳陵泉：在小腿外侧，当腓骨头前下方凹陷处。见图 9-5。

劳宫：在手掌心，当第二、三掌骨之间，偏于第三掌骨，握拳屈指时，中指点于掌心的位置。见图 9-6。

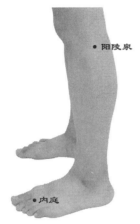

图 9-5　阳陵泉、内庭

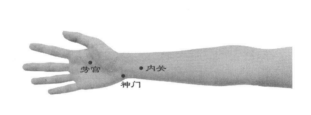

图 9-6　劳宫、内关、神门

腕骨：在手掌尺侧，当第五掌骨基底与钩骨之间，赤白肉际凹陷处。见图 9-7。

太冲见图 8-7，阴陵泉见图 9-3。

［针刺手法］取 30 号 1 寸不锈钢毫针，常规针刺消毒。病人俯卧位，取胆俞直刺 0.8~1.2 寸，取至阳向上斜刺 0.5~1 寸。病人仰卧位，取阳陵泉直刺 1~1.5 寸；取腕骨直刺 0.3~0.5 寸；取劳宫直刺 0.3~0.5 寸，使局部胀痛，针感可扩散至整个手掌；取太冲直刺 0.5~0.8 寸；取阴陵泉直刺 1~1.5 寸。诸穴均用强力度、大角度、快频次的捻转泻法，留针 10 分钟，间断行针。

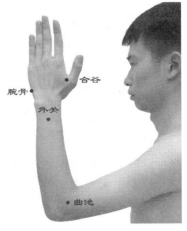

图 9-7　腕骨、合谷、曲池、外关

［临床经验］热中神昏加督脉之大椎、手厥阴心包经之井穴中冲、手少阴心经之井穴少冲刺络放血；懊忱恶心加手厥阴心包经之络穴内关、足太阴脾经之络

穴公孙，以疏肝和胃、理气调中；纳差腹胀加胃之募穴中脘、足阳明胃经之合穴足三里，以健脾化湿、和胃理中；两胁胀痛加足太阴脾经之三阴交、血海及任脉之气海，以活血行气止痛。

［处方歌诀］

退黄胆俞与太冲，阴阳陵泉与劳宫，

至阳腕骨治肝目，清热利胆可收功。

三、止痢方

［穴位组成］天枢、下脘、照海、上巨虚、内关。

［主治］急性痢疾。

［辨证要点］本病多因食用不洁之物兼湿热之邪内蕴胃肠，阻碍了气机的运化，致使胃的受盛、肠的传导功能异常所致。症见起病急，大便次数多、稀黄黏腻，小便量减少，伴有腹痛、下痢赤白、里急后重、肛门灼热、小便短赤，甚则高热、呕吐、烦躁、渴欲饮冷，脉滑数，苔黄腻。

［组方要点］天枢是大肠的募穴，募穴主治六腑病，泻天枢，可清利大肠湿热、调气止痢；下脘位于胃之下口部，泻之可清利湿热，又可行气导滞，治疗腹痛下坠等症。这两个穴位是本方的主穴。照海是肾经穴位，又是八脉交会穴，通于阴维脉，阴维脉沿脾经上行于腹部、胸部，《针经标幽赋》载"阴跷、阴维、任、冲脉，去心腹胁肋在里之凝"，故照海可治在里之病证，泻照海亦可清利湿热。上三穴共奏清热利湿、调气止痢之效。痢疾多由感受湿热疫毒之邪而发。湿热蕴蒸，胃肠气血阻滞，气血与湿热邪毒相搏结，化为脓血而成痢疾，湿盛于热则为白痢，热盛于湿则为赤痢。湿热气血阻于肠胃，传导失司则腹痛；湿性下行，热性急暴，故有里急后重、肛门灼热之表现。热伤津液则小便短赤。舌苔黄腻、脉滑数，均为湿热之象。故治疗痢疾首先应清利湿热，故取天枢、照海泻之；其次则应调理肠胃气机，故取天枢、下脘以起效。"行血，则脓血自愈；调气，则后重自除。"上巨虚属足阳明胃经，为大肠之下合穴，《黄帝内经》有"合治内腑"之论，故本穴可以治疗胃肠病证。内关为手厥阴心包经之络穴，为八脉交会穴之一，交阴维脉，合于胃，具有和胃降逆的功效。全方清热解毒、健脾化湿、调和胃肠，以除下焦湿热毒邪，则病可告愈。

［腧穴定位］

下脘：在上腹部，前正中线上，当脐中上 2 寸。见图 9-8。

天枢：在中腹部，脐中旁开 2 寸处。见图 9-8。

上巨虚：在小腿前外侧，当犊鼻下 6 寸，距胫骨前缘一横指。见图 9-9。

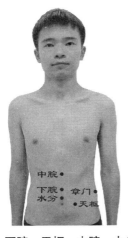

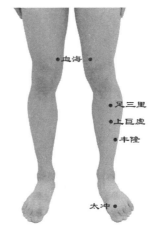

图 9-8　下脘、天枢、中脘、水分、章门　　图 9-9　上巨虚、血海、太冲、足三里、丰隆

内关：在前臂掌侧，当曲泽与大陵的连线上，腕横纹上 2 寸，掌长肌腱与桡侧腕屈肌腱之间。见图 9-6。

照海：在足内侧，内踝尖下方凹陷处。见图 9-3。

［针刺手法］取 30 号 1 寸不锈钢毫针，常规针刺消毒。病人取仰卧位，先取下脘、天枢、上巨虚，直刺 0.8~1.2 寸，用中等力度、较大角度、较快频次的捻转泻法；再取内关、照海，内关直刺 0.5~1 寸，照海直刺 0.5~0.8 寸，用提插捻转之平补平泻法。行针 1~2 次，每次 1 分钟，留针 30 分钟。

［注意事项］下脘、天枢孕妇禁用。

［临床经验］泄泻里急后重严重者加用督脉之长强，针用泻法，以加强行气之效；高热伴呕吐者加督脉之大椎、手阳明大肠经之原穴合谷，以清泻胃热、退热止呕，大椎可刺络放血。

［处方歌诀］

腹痛赤白止痢方，下脘内关照海藏，

主穴天枢上巨虚，湿热下注责大肠。

四、清疹方

[穴位组成] 合谷、内关、神门、曲池、血海、阴陵泉。

[主治] 风疹、湿疹之风热湿邪阻滞皮肤。

[辨证要点] 本病多因腠理不固，外感风热湿邪阻碍皮肤所致，多呈急性发作。表现为红斑、丘疱疹、糜烂，滋水较多且黏腻，结痂，瘙痒难受，或痒痛兼作，伴有口苦而腻、纳食不馨、大便干结、小便短赤、夜寐欠宁、全身乏力等症状，舌红，苔黄腻，脉滑数或弦。

[组方要点] 合谷为手阳明大肠经之原穴，配以本经之合穴曲池，并用泻法可清热疏风、解表祛湿、消肿止痒；神门为手少阴心经之原穴，内关为手厥阴心包经之络穴、八脉交会穴，两者相配以清热凉血、宁心安神；阴陵泉为足太阴脾经之合穴，刺之可健脾理气渗湿，配以本经之血海以凉血活血调经、清利血分之郁热。全方清热疏风、化湿透疹、凉血活血，以疏散袭表之风热湿邪，则病可告愈。

[腧穴定位]

合谷：在手背，第一、二掌骨间，当第二掌骨桡侧的中点处。见图9-7。

曲池：在肘横纹外侧端，屈肘，当尺泽与肱骨外上髁连线的中点。见图9-7。

神门：在腕部，腕掌侧横纹尺侧端，尺侧腕屈肌腱的桡侧凹陷处。见图9-6。

血海：屈膝，在大腿内侧，髌底内侧端上2寸，当股四头肌内侧头的隆起处。见图9-9。

内关见图9-6，阴陵泉见图9-3。

[针刺手法] 取30号1寸不锈钢毫针，常规针刺消毒。病人取仰卧位，神门直刺0.3~0.5寸、内关直刺0.5~1寸、阴陵泉直刺0.5~0.8寸，用捻转之平补平泻手法；合谷直刺0.5~1寸、曲池直刺1~1.5寸、血海直刺0.8~1寸，用提插捻转泻法。留针15~30分钟。初起每日针刺1次，1周后改为隔日1次，10次为1个疗程，第1个疗程结束后停3~5天，然后进行第2个疗程的治疗。

[注意事项] 合谷孕妇禁针。

[临床经验] 发热重加督脉之大椎以清热，可刺络放血；咽痛加用手太阴肺经之井穴少商，点刺放血，以清热利咽；纳食不馨加足阳明胃经之合穴足三里，以健脾和胃；大便干结加大肠之募穴天枢、手少阳三焦经之经穴支沟，以调理肠

道气机；痒甚者加用足少阳胆经之风市，以祛风止痒。

　　[处方歌诀]

清疹湿热痒难忍，合谷内关与神门，

曲池血海阴陵泉，清热化湿法可循。

五、疱疹方

　　[穴位组成]曲池、公孙、内庭、外关、三阴交、阳陵泉、阿是穴。

　　[主治]疱疹之湿热毒邪瘀滞皮肤。

　　[辨证要点]本病多因腠理不固，外感湿热毒邪阻碍皮肤所致。外感湿热毒邪瘀滞经脉，郁于皮肤，症见局部皮肤灼痛，或有恶寒发热，继之局部出现密集成簇的丘疱疹，并逐渐变成大小不等的水疱，排列成带状，或兼见头痛、口干口苦，大便干结，小便短赤，舌质红，苔黄腻，脉弦数。

　　[组方要点]取阿是穴围刺，以疏通调和局部气血，止痛；取手少阳三焦经之络穴外关，以通利三焦之气血，解在表之瘀毒；泻手阳明大肠经之合穴曲池、足阳明胃经之荥穴内庭，以清解上焦阳明之热；泻足三阴经之交会穴三阴交及足太阴脾经之络穴、八脉交会穴公孙，以清利脾经之湿热；泻足少阳胆经之合穴阳陵泉，以疏肝利胆。全方清热解毒、祛瘀化湿、凉血活血，使痛除痒止，则病可告愈。

　　[腧穴定位]

　　公孙：在足内侧缘，当第一跖骨基底的前下方。见图9-3。

　　内庭：在足背，当第二、三跖骨结合部之前的凹陷处。见图9-5。

　　外关：在前臂背侧，当阳池与肘尖的连线上，腕背横纹上2寸，尺骨与桡骨之间。见图9-7。

　　曲池见图9-7，阳陵泉见图9-5，三阴交见图9-3。

　　[针刺手法]取30号1寸不锈钢毫针，常规针刺消毒。根据病变部位之情况，在其外周选用4~10个穴，针尖向疱疹中心区平刺，进针0.1寸，用快频次之捻转泻法；其余诸穴均直刺0.3~0.5寸，浅刺，用大幅度、快频次之提插捻转泻法。留针20~30分钟，间断行针。

　　[注意事项]阿是穴应包绕病灶。诸穴浅刺即可。三阴交孕妇禁针。

　　[临床经验]热重痛甚者阿是穴可采用刺络拔罐，以清热解毒、活血止痛；

若口干苦加经外奇穴之上廉泉、足少阳胆经之原穴丘墟，以养阴生津；恶寒发热加手阳明大肠经之原穴合谷、足少阳胆经之风池，以疏风散寒；疱疹发于躯干者针刺相应的夹脊穴，并用泻法，以疏理相应脏腑之气血。

［处方歌诀］

风湿热毒壅经脉，曲池公孙内庭外，

阿是阴交阳陵泉，痛除痒止始称快。

六、止带方

［穴位组成］中极、天枢、水道、归来、脾俞、太冲、三阴交。

［主治］湿热下注之带下。

［辨证要点］本病多因素体脾虚运化失常或经行产后胞脉亏虚，水湿内停郁久化热，湿热下注胞宫，或秽浊湿毒之邪直中经脉，损伤冲任而致。症见带下连绵，色黄黏稠，或有异味，或带色兼红，量多而臭，小腹作痛，阴中瘙痒，口苦咽干，大便干燥，小溲短赤，或兼有烦热、心悸、失眠等，苔黄腻，脉濡数。

［组方要点］脾俞为背俞穴，是脾脏之气输注于背部的腧穴，针刺脾俞，可以调节脾脏功能，有健脾化湿之功。三阴交为足太阴脾经、足厥阴肝经、足少阴肾经之会，可调节三阴经经气，助脾运化，通经活络。中极为任脉经穴，可利膀胱，理下焦，治疗阴部疾患。太冲为足厥阴肝经之原穴，可清泻肝火，有疏肝安神之效。水道、归来位于足阳明胃经，两穴协同发挥清热祛湿、疏肝理气、调经止带的作用。天枢位于足阳明胃经，为大肠之募穴，可调理气机升降，有止痛之功。全方共奏疏肝健脾、清热祛湿、理气调经之功，则病可告愈。

［腧穴定位］

中极：下腹部，前正中线上，当脐中下 4 寸。见图 9-10。

天枢：在中腹部，脐中旁开 2 寸处。见图 9-10。

水道：在下腹部，当脐中下 3 寸，距前正中线 2 寸。见图 9-10。

归来：在下腹部，当脐中下 4 寸，距前正中线 2 寸。见图 9-10。

脾俞：在背部，当第十一胸椎棘突下，旁开 1.5 寸。见图 9-11。

太冲：在足背侧，当第一、二跖骨间隙的后方凹陷处。见图 9-9。

三阴交：在小腿内侧，当足内踝尖上 3 寸，胫骨内侧后缘。见图 9-3。

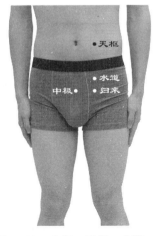

图 9-10　中极、天枢、水道、归来

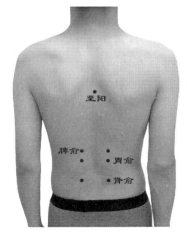

图 9-11　脾俞、肾俞、胃俞、至阳

［针刺手法］取 30 号 1 寸不锈钢毫针，常规针刺消毒。诸穴均直刺，应用轻柔的提插捻转的平补平泻之法，徐徐进针，直至病人得气，留针 20~30 分钟。

［注意事项］中极、天枢、水道、归来、三阴交孕妇禁针。

［临床经验］湿重于热加丰隆、阴陵泉，均用泻法。丰隆为足阳明胃经之络穴，可利湿化痰；阴陵泉为足太阴脾经之合穴，可健脾化湿、通利三焦。两穴与脾俞相配可加强健脾利湿之功。热重于湿加曲池，曲池为手阳明大肠经之合穴，可清热化湿、调和气血。阴痒痛加经外奇穴之独阴、足厥阴肝经之络穴蠡沟，以益肝调经、清热止痛。带下红加手厥阴心包经之经穴间使，配合三阴交清热理气、凉血止血。

［处方歌诀］

湿热下注需止带，中极天枢道归来，

脾俞太冲三阴交，通元泻法记心怀。

七、健中方

［穴位组成］中脘、三阴交、足三里、内关、公孙、内庭。

［主治］脾胃虚寒型胃脘痛，脾虚腹胀。

［辨证要点］素体脾虚或劳倦过度导致运化失常，内生寒湿之邪，寒重于湿则胃痛，湿重于寒则腹胀。症见胃痛隐隐，犯恶吐涎，喜暖喜按，纳食减少，神

疲乏力，手足不温，小便清长，大便溏薄，舌质淡，苔薄白，脉沉细少力；或脾虚腹胀，胃脘痛，兼四肢倦怠，面色萎黄，或兼大便溏，纳呆，舌淡，脉濡缓。

[组方要点] 胃脘痛。该病属虚寒所致，非补则虚证不去，非温则寒湿不除，故以温补立法。中脘正当胃中，为胃之募穴，主受纳水谷、运化精微，针之可调中行滞，灸和拔罐能温中化饮，为主穴；足三阴经之交会穴三阴交，有补脾胃、助运化、通经活络、调和气血的作用，为治水湿内困、脾阳不振的要穴，对脾胃虚寒型胃痛有显效，作为辅穴。主辅二穴，针、灸、拔罐并施，则温中燥湿，扶土益气。内关、公孙、内庭亦为辅穴。内关、公孙是八脉交会配穴法，能宽胸解郁，善治胸胃疼痛；内庭是足阳明胃经之荥穴，具有清胃经热、和胃降逆、通肠化滞、清热宁神、降胃火的作用。胃经合穴足三里调运上下，和胃降逆止呕，为佐穴。诸穴相配，共成温中散寒、调脾和胃之方。

脾虚腹胀。"浊气在上，则生䐜胀"（《素问·阴阳应象大论篇》），胃主降浊，脾主升清，脾与胃一阴一阳，一表一里，二者相互配合，可使中州健运，水谷生化并充养机体。本方以治腹胀要穴胃经之内庭为主，并配以足阳明胃经之合穴足三里（"合治内腑"），使胃气得降（胃气以降为补），脾清得升；公孙为足太阴脾经之络穴，内络于足阳明胃经，可起表里兼顾、健脾益胃、升清降浊的作用。三穴配合，可收健运脾土、升清降浊之功。配以中脘、内关、三阴交调合气机升降，则脾虚腹胀自愈。

[腧穴定位]

中脘：在上腹部，前正中线上，当脐中上4寸。见图9-8。

公孙：在足内侧缘，当第一跖骨基底的前下方。见图9-12。

足三里：在小腿前外侧，当犊鼻穴下3寸，距胫骨前缘外一横指。见图9-9。

三阴交见图9-3，内关见图9-6，内庭见图9-5。

[针刺手法] 两种疾病的治疗均采取针灸并用法。取30号1寸不锈钢毫针，常规针刺消毒。

胃脘痛。诸穴直刺进针，足三里、公孙、三阴交均用小幅度捻转补法，内关、内庭用大

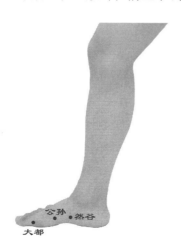

图9-12　公孙、然谷、大都

幅度捻转泻法；中脘用提插补泻法中之重插轻提补法，出针后加拔火罐。亦可在足三里、中脘加用温针灸或直接灸法。

脾虚腹胀。内庭灸 7~14 壮；公孙、足三里各灸 14~21 壮；中脘、内关、三阴交直刺进针，采用提插捻转柔和的平补平泻之法，留针 20~30 分钟。

[注意事项] 中脘、三阴交孕妇禁用。

[临床经验] 胃脘痛。脾虚泄泻者加大肠俞、大肠之募穴天枢，调肠腑气机以止泻；手足不温者加灸手阳明大肠经之手三里、八会穴之髓会绝骨，温阳益气活血以濡养四肢；胃脘痛甚者加足阳明胃经之郄穴梁丘通经活络，以和胃止痛。

脾虚腹胀。便溏者加足太阴脾经之三阴交、合穴阴陵泉，健脾升清以渗湿止泻；纳呆者加任脉之璇玑，理气降浊以健脾和胃；腹胀满重者加足厥阴肝经之阴包，调理气机以疏肝理脾。

[处方歌诀]

> 健中胃痛因寒湿，中脘内关公孙施，
> 阴交内庭足三里，寒湿得化痛自止。

八、消肿方

[穴位组成] 脾俞、肾俞、水分、章门、然谷、足三里、风市。

[主治] 水肿，臌胀，湿脚气。

[辨证要点] 水肿多因于素体脾虚或劳倦过度伤及肾气。脾虚则不能运化水液，肾虚则气化失司，开阖不利，导致水邪泛溢，发为水肿。症见面浮身肿，腰以下尤甚，按之凹陷不起，心悸，气促，腰部冷痛酸重，尿量减少，大便溏薄，四肢沉重，怯寒神疲，面色灰滞或苍白，舌质淡胖，苔白，脉沉细或沉迟。

臌胀主要责之于肝、脾，久则及肾。基本病机为肝、脾、肾受损，气滞、血瘀、水停腹中。症见腹大胀满不舒，皮肤光亮，按之凹陷，移时方起，面色苍黄，脘闷纳呆，神倦怯寒，肢冷或下肢浮肿，小便短少不利，舌质胖、淡紫，脉沉细而弦。

湿脚气见《太平圣惠方》卷四十五，指脚膝浮肿之脚气病。症见足胫肿或在胫前生臁疮，麻木而重，腿膝软弱，小便不利，脉濡缓，苔白腻。

[组方要点] 本方主治脾肾阳衰，水气为患。盖水之所制在脾，水之所主在肾。脾主运化，脾虚则运化失职，清阳当升不升，水谷之精微不能输布以奉养其

他脏腑，浊阴当降不降，水湿亦不能转输以排泄于外，清浊相混，壅于中焦。脾土壅滞则肝失条达，气血郁滞则瘀阻不行，而成臌胀。病延稍久，肝脾日虚，进而累及肾。肾阳不足，无以温养脾土，水寒之气不行；肾与膀胱相表里，肾虚则膀胱气化不利，水浊血瘀壅结更甚，故实者愈实。当此之际，应温补脾肾，化气行水。故方中主用脾俞、肾俞，辅以脾之募穴章门配胃之下合穴足三里，以健脾和胃渗湿、通调水道；水分、风市行气水，气行则水行；针或灸肾经之荥穴然谷，以温肾助阳化气、健脾渗湿行水。诸穴合用，脾得健运则水湿不生，肾得开阖则水湿排出，气化有权则臌胀消矣。脾肾俱败之水肿危证，不属本方应用范围。

湿脚气多因水湿之邪感受于下，经络不得宣通而致病。故以脾之募穴章门配以胃之下合穴足三里，以健脾和胃渗湿、通调水道；水分、风市，以行气水，气行则水行；或针或灸肾经之荥穴然谷，以益火祛寒、化气行水。如此则病可治愈。

［腧穴定位］

脾俞：在背部，当第十一胸椎棘突下，旁开 1.5 寸。见图 9-11。

肾俞：在腰部，第二腰椎棘突下旁开 1.5 寸。见图 9-11。

水分：在上腹部，前正中线上，当脐中上 1 寸。见图 9-8。

章门：在侧腹部，当第十一肋游离端的下方。见图 9-8。

然谷：在足内侧缘，足舟骨粗隆下方，赤白肉际处。见图 9-12。

风市：在大腿外侧部的中线上，当腘横纹上 7 寸。见图 9-13。

足三里见图 9-9。

［针刺手法］取 30 号 1 寸不锈钢毫针，常规针刺消毒。诸穴均直刺，徐徐进针至得气后，施以小幅度捻转补法，留针 20~30 分钟，或直接灸 3~5 壮。

［注意事项］水分、章门孕妇禁用。

［临床经验］水肿。上肢肿者加手阳明大肠经之络穴偏历，以宣肺利水；下肢肿者加足太阴脾经之合穴阴陵泉，以健脾渗湿；足背肿者加足太阴脾经之商丘，以利水消肿；尿量减少者加任脉之中极，以疏利膀胱气机；大便溏薄者加大

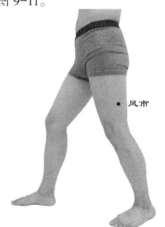

图 9-13　风市

肠之募穴天枢，以疏调肠腑气机。

臌胀。如腹大胀满甚者加期门，以疏肝健脾；脘闷纳呆者加手厥阴心包经之络穴内关、胃之募穴中脘，以宽胸理气、和胃助纳；神倦怯寒者加灸关元，以温阳益气；下肢浮肿者加足太阴脾经之商丘、合穴阴陵泉，以健脾利湿消肿；小便短少者加任脉之中极，以助膀胱气化；病情陷入危境者加艾炷直接灸或隔盐灸神阙，以健运脾阳、温阳救逆，辅用针或灸督脉之人中，以开窍宁神、回阳救逆。

湿脚气。肤色深者加足太阴脾经之血海，以健脾化湿、疏经调血。

［处方歌诀］

消肿阳虚脾肾俞，水分章门并然谷，

疏经风市足三里，阳虚水泛身肿除。

九、阴黄方

［穴位组成］脾俞、胃俞、公孙、至阳。

［主治］脾失健运之阴黄。

［辨证要点］周身、面目俱黄，小便黄赤，两胁胀痛，食欲不振，大便溏泄，舌淡胖或隐青，脉弦缓。

［组方要点］黄疸有阳黄与阴黄之分。阳黄多因外感湿热之邪，蕴于肝胆，湿郁热蒸，致使肝胆的疏泄功能阻滞，胆汁外溢而成。阴黄多因酒食不节或思虑过度，伤及脾胃，健运失职，湿郁气滞，致使胆汁排出不畅外溢而成。本方是治疗阴黄的处方。方中脾俞、胃俞为脾胃两脏之背俞穴，公孙为脾经之络穴，三穴合用，具有调理气机、健脾和胃、除湿利胆的作用。脾胃运化自如则湿郁得解，胆汁排出畅通则黄疸自除。至阳属于督脉，能疏通局部经气以利胆，为治黄疸的要穴。诸穴合用，具有健脾化湿、利胆退黄的作用。

［腧穴定位］

胃俞：在背部，当第十二胸椎棘突下，旁开 1.5 寸。见图 9-11。

至阳：在背部，当后正中线上，第七胸椎棘突下凹陷中。见图 9-11。

脾俞见图 9-11，公孙见图 9-12。

［针刺手法］取 30 号 1 寸不锈钢毫针，常规针刺消毒。病人俯卧位，先直刺脾俞、胃俞，用小幅度捻转之补法，留针 20~30 分钟；再刺公孙、至阳，用大幅度、快频次提插之泻法，得气后出针。

[临床经验] 神疲恶寒者，加督脉之命门、任脉之关元，以补肾温阳救逆；便清者，加大肠之募穴天枢、背俞穴大肠俞，调理肠腑，以利水止泻；小便不利者，加背俞穴膀胱俞、任脉之水分，助膀胱气化，以利小便；阴黄日久、气滞血瘀导致胁肋胀痛者，加足太阴脾经之三阴交、血海及任脉之气海，行气活血祛瘀以止痛。

[处方歌诀]

阴黄寒湿滞胆腑，至阳公孙脾胃俞，

酒食不节多思虑，化湿利胆需通督。

十、皮水方

[穴位组成] 复溜、丰隆、大都。

[主治] 卫表不固之风水或水湿。

[辨证要点] 皮水出自《金匮要略·水气病脉证并治》，书中言："皮水其脉亦浮，外证胕肿，按之没指，不恶风，其腹如鼓，不渴。"《诸病源候论·水肿病诸候》中曰："肾虚则水妄行，流溢于皮肤，故令身体面目悉肿，按之没指而无汗也。"由于正虚卫气不固，外受风邪，经络受阻，以致水湿郁于肌表，溢于四肢。因表虚不固而汗出恶风，水湿停于肌腠、四肢，而见身体重着、四肢浮肿、小便不利、舌淡、苔薄白、脉浮缓等症。

[组方要点] 方中复溜乃足少阴肾经之经穴，可治疗由于肾虚、膀胱气化失职所致的水肿、小便不利。丰隆为足阳明胃经之络穴，可治疗表里两经之病证，大都为足太阴脾经荥穴，二穴合用，可健脾和胃、利水渗湿，又因脾主肌肉、四肢，故二穴可治疗脾虚失运所致的水肿、四肢肿、小便不利等。三穴合用，不仅可以健脾益肾、利水渗湿，同时可以益气固表、祛风通络，以治疗卫表不固、风邪入侵、水湿内停所致的病证，如汗出恶风，身重，四肢肿，小便不利等。

[腧穴定位]

复溜：在小腿内侧，太溪直上 2 寸，跟腱的前方。见图 9-3。

丰隆：在小腿前外侧，当外踝尖上 8 寸，条口外，距胫骨前缘二横指。见图 9-9。

大都：在足内侧缘，当足大趾本节（第一跖趾关节）前下方赤白肉际凹陷处。见图 9-12。

[针刺手法]取30号1寸不锈钢毫针，常规针刺消毒。病人取仰卧位，先直刺复溜，用小幅度捻转补法；后直刺丰隆，用快频次提插泻法；再直刺大都，用小幅度捻转补法。三穴均留针30分钟。

　　[临床经验]汗出恶风重者加手阳明大肠经之原穴合谷，足少阳胆经之风市、风池，以祛风化湿、固表止汗；发热重者加手阳明大肠经之曲池，督脉之大椎刺络放血，以清湿热；上部肿甚者加用背俞穴之肺俞，手阳明大肠经之络穴偏历，以宣肺；四肢肿甚者，加任脉之水分，足太阴脾经之阴陵泉，背俞穴之脾俞、肾俞、三焦俞，以健脾益肾、通调水道、渗泻水湿。

　　[处方歌诀]

　　　　　　　备急千金祛风水，复溜丰隆大都随，
　　　　　　　恶风身重便不利，祛风渗湿诸症遂。

第十章　治风方

具有疏散外风、平息内风等作用，治疗风病的组方，称为治风方。本类方源于八法中的汗法、清法、补法。

风病范围很广，病情变化较为复杂。《素问·风论篇》云："故风者，百病之长也，至其变化，乃为他病也，无常方，然致有风气也。"风有外风和内风之分。外风是指外来风邪，外风易侵袭人体肌表、经络、筋肉、骨节等处，又常合寒、湿、热诸邪为病，症见头痛、恶风、肌肤瘙痒、肢体麻木、筋骨挛痛、关节屈伸不利、口眼㖞斜等。内风指脏腑病变所致风邪，内风所致风病常见眩晕、震颤、四肢抽搐、足废不用、语言謇涩，又可见猝然昏倒、不省人事、口眼㖞斜、半身不遂等；其病机多为热极动风、肝阳化风、阴虚动风、血虚生风等。风病在治疗上，可分为疏散外风、平息内风两类，多取手厥阴经、手太阴经、手阳明经、足阳明经的腧穴组方。

应用治风方时，首先须辨别内风、外风，其次当辨别寒、热、虚、实。针灸临证时，要分清主次，全面兼顾。

一、牵正方

[穴位组成] 风池、翳风、合谷、地仓、颊车、四白、阳白、人中、印堂。

[主治] 风邪外袭之口眼㖞斜。

[辨证要点] 症见突然口眼㖞斜，常在睡醒后发现一侧面部肌肉板滞、麻木、瘫痪，额纹消失，眼裂变大，露睛流泪，鼻唇沟变浅，口角下垂并歪向健侧。面部有受凉史，多兼见舌淡、苔薄白、脉浮紧；若继发于感冒发热，兼见舌红、苔薄黄、脉浮数。或见肢体困倦无力，面色淡白，头晕，耳后隐痛等。

[组方要点] 本病可发于任何年龄，多见于冬季和夏季，发病急速，多由于机体正气不足，脉络空虚，卫外不固，风邪乘虚而入中经络，导致气血痹阻，面部少阳脉络、阳明经筋失于濡养，以致肌肉缓纵不收。方用风池、翳风以祛风通

络;"面为阳明之乡",故取手阳明经与足阳明经之地仓、颊车、四白、合谷及足少阳经之阳白;人中为督脉与手阳明经、足阳明经的交会穴,印堂有疏风止痛、通经活络之功。上穴针或灸之,以调经散邪,疏通本经气血,濡润温煦筋肉。诸穴合用,风邪得祛,经脉得通,筋肉得养,口眼㖞斜等症遂除。

[腧穴定位]

地仓:在面部,口角外侧,上直对瞳孔。见图10-1。

颊车:在面颊部,下颌角前上方约一横指,当咀嚼时咬肌隆起,按之凹陷处。见图10-2。

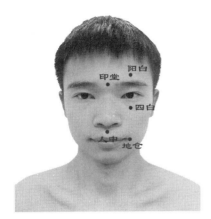

图10-1　地仓、人中、印堂、阳白、四白

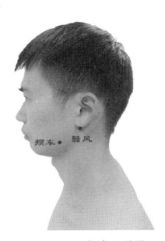

图10-2　颊车、翳风

人中:在面部,当人中沟的上1/3与中1/3交点处。见图10-1。

印堂:在额部,当两眉头之中间。见图10-1。

阳白:在前额部,当瞳孔直上,眉上1寸。见图10-1。

四白:在面部,瞳孔直下,当眶下孔凹陷处。见图10-1。

翳风:在耳垂后方,当乳突与下颌角之间凹陷处。见图10-2。

合谷:在手背,第一、二掌骨间,当第二掌骨桡侧的中点处。见图10-3。

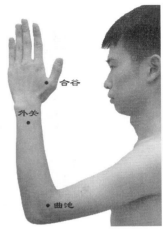

图10-3　合谷、外关、曲池

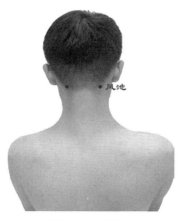

图 10-4　风池

风池：在枕部，当枕骨之下，与风府相平，胸锁乳突肌与斜方肌上端之间凹陷处，取穴时病人俯卧位，在项后发际上 1 寸。见图 10-4。

［针刺手法］口角歪向左侧则针右侧穴位，口角歪向右侧则针左侧穴位。四白直刺 0.3~0.5 寸，以局部酸胀感为度，不可深刺，或向外上方斜刺 0.5 寸，入眶下孔可有触电感放射至上唇部；合谷直刺 0.5~1 寸，局部酸胀感可向手掌、食指及拇指放散；地仓、颊车斜刺或平刺 0.5 寸，也可互向对方透刺 1~2 寸，使局部酸胀感扩散至半侧面部，有时可出现口角牵掣感；阳白向下平刺 0.3~0.5 寸；风池向鼻尖方向斜刺 0.8~1.2 寸，使局部酸胀感明显，易扩散；翳风向耳内方向直刺 0.8~1 寸，使局部有酸胀感并向耳内放散；人中向上斜刺 0.3~0.5 寸，针感强，局部以疼痛为主，捻转时可有酸胀感；印堂向下平刺 0.3~0.5 寸，使局部有酸胀感并向下放散。以上诸穴均用泻法，留针 30 分钟，留针时加用艾条温和灸。

［注意事项］四白下有面动脉、面静脉分支，及眶下动脉、眶下静脉分支，不可深刺，不可快速捻针。风池深部为延髓，针刺时应该注意严格掌握进针方向、深度，一般不超过 1.2 寸。翳风局部有腮腺，并有枕大神经分布，有耳后动脉、耳后静脉走行，深部是面神经干从颅骨穿出之处，解剖结构较为复杂，针刺时要缓慢进针，不宜大幅度提插。

［临床经验］不能抬眉加鱼腰、攒竹；风热证加曲池疏散风热；鼻唇沟平坦加迎香；颏唇沟歪斜加承浆；舌麻、味觉消失加廉泉。

［处方歌诀］

风邪袭面需牵正，二白地车并二风，
人印调中兼合谷，口眼㖞斜渐收功。

二、风疹方

［穴位组成］肺俞、外关、曲池、合谷、列缺、鱼际、曲泽、神门。

［主治］皮肤突然出现疹块，此起彼伏。

［辨证要点］皮肤出现有如蚊虫叮咬之疙瘩，多成块、成片，状如拱云，疏

密不一，颜色或红或白，瘙痒异常。发病、消退迅速，也可一天发作数次。常兼有发热、口渴、咳嗽、肢体酸楚、舌苔薄白、脉濡数等风热表证。

［组方要点］本病多由风热之邪郁遏肌表、营卫失调而致。肺主一身之表，外合皮毛。风热之邪侵袭机体，先及皮毛，故取肺俞以泻血，外关以疏风清热、解表透疹，手阳明大肠经曲池、合谷以清热解毒，手太阴肺经列缺、鱼际以宣肺散热、解表透疹。心主血，心包络为心之外围，可替君行令，故取手厥阴心包经的曲泽以清热凉血解毒；泻手少阴心经之神门，可清热除烦。诸穴合用，具有疏风清热、凉血解毒、解表透疹的作用。

［腧穴定位］

肺俞：第三胸椎棘突下旁开 1.5 寸。见图 10-5。

外关：在前臂背侧，腕横纹上 2 寸。见图 10-3。

曲池：在肘横纹外侧端，屈肘，当尺泽与肱骨外上髁连线中点。见图 10-3。

曲泽：在肘横纹中，当肱二头肌腱的尺侧缘。见图 10-6。

列缺：在前臂桡侧缘，桡骨茎突上方，腕横纹上 1.5 寸，当肱桡肌与拇长展肌腱之间。见图 10-6。

鱼际：在手拇指本节（第一掌指关节）后凹陷处，约当第一掌骨中点桡侧，赤白肉际处。见图 10-6。

神门：在腕部，腕掌侧横纹尺侧端，尺侧腕屈肌腱的桡侧凹陷处。见图 10-6。

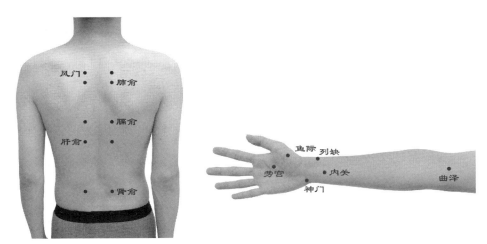

图 10-5 肺俞、膈俞、风门、肝俞、肾俞　图 10-6 曲泽、列缺、鱼际、神门、内关、劳宫

合谷见图10-3。

[针刺手法] 先刺肺俞，用泻法，或用三棱针点刺出血后拔罐；再刺曲池、曲泽，用泻法，或用三棱针点刺出血；后刺合谷、列缺、鱼际、神门、外关，均用泻法。肺俞斜刺0.5~0.8寸，使局部有酸胀感或向肋间放散；鱼际直刺0.5~0.8寸，使局部酸胀，或用三棱针点刺出血或挑治；列缺向上斜刺0.3~0.5寸，使局部酸胀、沉重，或向肘、肩部放散，或向下斜刺0.3~0.5寸；神门直刺0.3~0.5寸，使局部酸胀或向指端放射；外关、合谷、曲池、曲泽直刺，用泻法。以上诸穴，得气后留针20分钟。

[注意事项] 神门深部有尺动脉、尺静脉，针刺时应避开。肺俞内对肺脏，故不可深刺，以防伤及肺脏引起气胸。

[临床经验] 针灸治疗本病可获良效，在治疗期间应避免接触过敏性物品及药物，忌食鱼、虾、蟹、酒类、咖啡、葱、蒜等腥膻或辛辣刺激性饮食，保持大便通畅。风热甚者加大椎，以解表清热；痒甚者加风池、膈俞，治风先治血，血行风自灭；血虚风燥加风门、脾俞、足三里等，以益气养血，润燥祛风；肠腑实热加内关、支沟、足三里，以清泻胃肠；女性经期风疹伴月经不调时，于经期前加关元、肝俞、肾俞，以调理冲任；咽痛者加少商、天突，以清热利咽。

[处方歌诀]

风疹突起痒难忍，二曲缺鱼谷神门，

外关肺俞兼泻血，调和营卫需细审。

三、生发方

[穴位组成] 风池、百会、膈俞、足三里、阿是穴。

[主治] 脱发属血虚风盛之油风者。

[辨证要点] 症见突然头发成片脱落，稍感瘙痒不适，伴头昏失眠，心悸健忘，舌质淡，苔薄白，脉细数。

[组方要点] 发为血之余。思虑太过，脾胃虚弱，则气血生化不足；或房劳不节，则肝肾精血亏虚；或肺气不足，则宣发失司，津液失于敷布；或情志不遂，郁怒伤肝，气机不畅，气滞血瘀，则瘀血不去，新血不生。以上均可导致头皮毛发失于濡养而成片脱落。方中风池、百会有祛风通经之效；膈俞为血会，可和营活血；足三里健脾胃，生化气血，使毛发得以濡养；阿是穴有活血祛风的

作用。

［腧穴定位］

百会：当头部，前发际正中直上 5 寸，两耳尖连线的中点处。见图 10-7。

膈俞：在背部，当第七胸椎棘突下，旁开 1.5 寸。见图 10-5。

足三里：在小腿前外侧，当犊鼻下 3 寸，距胫骨前缘外一横指。见图 10-8。

阿是穴：取脱发局部。

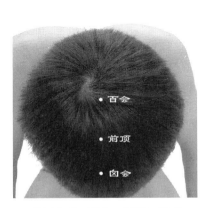

图 10-7　百会、前顶、囟会

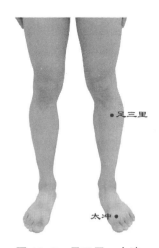

图 10-8　足三里、太冲

风池见图 10-4。

［针刺手法］风池向鼻尖方向斜刺 0.8~1.2 寸，使局部酸胀感明显，易扩散；百会平刺 0.5~1 寸，用平补平泻法，局部酸胀感可扩散至头顶；进针得气后，泻风池，补膈俞、足三里，直刺；阿是穴用梅花针叩刺，至皮肤潮红或微出血。

［注意事项］风池深部为延髓，针刺时应该注意严格掌握进针方向、深度，一般不超过 1.2 寸。用梅花针叩刺前应检查工具，避免钩曲、不齐或缺损；针前严格消毒，叩刺后用消毒干棉球擦拭干净皮肤，保持清洁，以免感染。

［临床经验］针灸治疗本病有较好的疗效，但对"全秃"疗效欠佳。针刺治疗时应先祛除本病的病因和诱因，治疗期间嘱病人注意饮食起居，劳逸结合，保持心情舒畅。气血两虚加气海、血海补气养血；血热生风加曲池、太冲、三阴交祛风泻热；肝肾不足加命门、太溪补益肝肾；心悸失眠加神门；腹胀、纳差加中脘；病灶位于头顶加四神聪、中封，位于头两侧加外关、足临泣，位于后头部加后溪、申脉，位于前头部加内庭、合谷。

[处方歌诀]

发脱瘙痒责之风，会池膈俞三里共，

重在阿是梅花刺，养血祛风发始生。

四、祛风活络方

[穴位组成] 风门、膈俞、肝俞、关元、足三里、阴陵泉。

[主治] 中风后遗症，关节炎活动受限者。

[辨证要点] 手足不仁，日久不愈，经络中有湿痰瘀血，而见腿、臂间有一二处作痛；风寒湿邪留滞经络，肢体筋脉挛痛、屈伸不利，或疼痛游走不定，痛无定处，时见恶风发热，舌淡，苔薄白，脉浮。

[组方要点] 本方常用于治疗关节炎等导致的关节疼痛、肿胀或活动受限，或中风后风邪羁留，风邪瘀血合而为病所致肢体关节活动不利。方用风门以疏散风寒；治风先治血，血行风自灭，故加膈俞泻之以活血化瘀；合肝俞以理气活血；水湿停留，必先由中土不适，运脾为治湿之本，"诸湿肿满，皆属于脾"，故取足三里、阴陵泉健运脾胃而化湿；痹久可致阳气衰惫，取任脉关元以益火之源，振奋阳气而驱散寒邪。

[腧穴定位]

风门：在第二胸椎棘突下旁开 1.5 寸。见图 10-5。

膈俞：在背部，当第七胸椎棘突下，旁开 1.5 寸。见图 10-5。

肝俞：在背部，当第九胸椎棘突下，旁开 1.5 寸。见图 10-5。

关元：在下腹部，前正中线上，当脐中下 3 寸。见图 10-9。

阴陵泉：在小腿内侧，当胫骨内侧髁后下方凹陷处。见图 10-10。

足三里见图 10-8。

[针刺手法] 风门斜刺 0.5~0.8 寸，使局部酸胀感向肋间放散；膈俞、肝俞直刺 0.5 寸，使针感向肋间放散；关元直刺 1~1.2 寸，使局部有肠转感或酸胀感，针感也可向下扩散至外生殖器和会阴部；阴陵泉直刺 1~1.2 寸，使局部酸胀感或麻胀感向小腿内侧扩散；足三里直刺 1~1.2 寸，或针尖略向下斜刺，针感沿足阳明胃经下行至足。风门、膈俞、肝俞针用泻法；关元、足三里、阴陵泉针用补法，同时加用艾条温和灸 10~30 分钟。可结合拔罐、艾灸治疗。

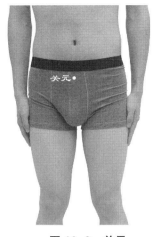

图 10-9 关元

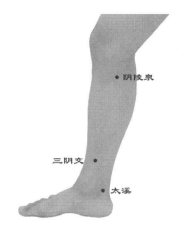

图 10-10 阴陵泉、太溪、三阴交

[注意事项] 肺俞内对肺，针刺时避免向前或向内直刺或深刺，以免刺伤肺脏，引起气胸；膈俞同上。肝俞右侧穴下深部为肝脏，不可深刺。

[临床经验] 此方为调节经络之气、调理体质的基础方，临床应用时当配合肢体局部、肿胀部位周围穴位。肩部疼痛可加肩髃、肩髎；膝关节活动不利加膝眼、梁丘、阳陵泉、膝阳关；踝部疼痛加申脉、照海、昆仑、丘墟；手足不仁加外关、阳池、阳溪、腕骨、昆仑、丘墟；有热象加大椎、曲池，宣导阳气而清热，调和营血以治痹。病人应积极进行体育锻炼，增强体质，调护正气，减少感邪机会，改善生活与工作环境，避免风邪外感，发病后注意保健，病情日久者应加强肢体功能锻炼。

[处方歌诀]

> 祛风活络风痰瘀，风关肝膈泉三里，
>
> 手足不仁或挛痛，搜风除瘀诸症毕。

五、晕动方

[穴位组成] 百会、三阴交、太溪、肝俞、肾俞、风池、太冲、曲池。

[主治] 阴虚阳亢、肝风内动之眩晕。常用于治疗高血压所致之眩晕。

[辨证要点] 症见眩晕，久发不已，神疲乏力，腰膝酸软，口干耳鸣，目胀，头痛，健忘，目涩，视物模糊，烦劳则面赤升火，五心烦热，心悸失眠，肢指发

麻，舌红，苔薄，脉沉细或弦细。

[组方要点] 眩晕病位在脑，脑为髓之海，无论病因为何最终都形成髓海不宁而发病。主穴必选百会以息风止眩。肝肾同源，肾阴亏损可致肝阴不足，阴不制阳则亢阳上逆。方中取三阴交、太溪补益肝肾之阴，并配肝俞、肾俞滋补精血以固其本；取风池、太冲潜镇肝阳，辅以曲池引血下行以治其标。

[腧穴定位]

太溪：在足内侧，内踝后方，当内踝尖与跟腱之间的凹陷处。见图10-10。

三阴交：在小腿内侧，当足内踝尖上3寸，胫骨内侧后缘。见图10-10。

太冲：在足背侧，当第一、二跖骨间隙的后方凹陷处。见图10-8。

肾俞：在腰部，当第二腰椎棘突下，旁开1.5寸。见图10-5。

风池见图10-4，曲池见图10-3，百会见图10-7，肝俞见图10-5。

[针刺手法] 百会平刺0.5~1寸，局部酸胀感可扩散至头顶；三阴交直刺1~1.5寸，局部酸胀感向足底放散，或扩散至膝关节和股内侧；太溪直刺0.5~1.5寸，局部酸胀感或触电感可向足底放散；肝俞直刺0.5寸，针感向肋间放散；肾俞直刺0.5~1寸，局部出现酸胀感，可向臀部和下肢部放散；风池向鼻尖方向斜刺0.8~1.2寸，局部酸胀感明显，易扩散；太冲直刺0.5~1寸，局部酸胀感向足底放散；曲池直刺1~1.5寸，局部酸胀感可向前臂放散。三阴交、太溪、肝俞、肾俞，针刺施以补法；风池、百会、太冲、曲池，针刺施以泻法。留针20分钟。

[注意事项] 三阴交因行气活血力量较强，可治难产、滞产等，故孕妇禁针。风池深部中间为延髓，针刺时应该注意严格掌握进针方向、深度，一般不超过1.2寸。肾俞深部为肾脏，故不能深刺，以防刺伤肾脏。肝俞右侧穴下深部为肝脏，不可深刺。

[临床经验] 治疗本病时应分辨标本缓急：发作时针灸治疗可使眩晕、恶心、呕吐等症状立即缓解，急则治其标；眩晕较轻或发作间歇期当求因治本，辨明原发疾病，如动脉粥样硬化、高血压、椎基底动脉供血不足、耳源性眩晕等。现代研究证明，针刺能改善脑血管痉挛与脑缺血症状，调节神经系统的功能，使自主神经功能紊乱得到改善，缓解耳膜血管痉挛，加强耳蜗供血。临床若兼见心悸、失眠严重者加神门、大陵；肢体麻木明显加外关、阳陵泉；血压过高可用三棱针在太阳、曲池、委中等处刺络放血。

[处方歌诀]

阴虚阳亢风内动，溪交二池会太冲，

育阴潜阳主肝肾，眩晕目胀降压宁。

六、定惊方

[穴位组成] 内关、神门、劳宫、本神、前顶、囟会、天柱。

[主治] 急惊风。

[辨证要点] 多不发热或低热，面青，手足不温，时时惊惕，睡眠不安或昏睡不醒，醒时惊啼，手足抽搐，舌苔薄白，指纹青。

[组方要点] 本病因小儿神气怯弱，元气未充，乍见异物，乍闻异声，或不慎跌仆，致受惊恐，惊则伤神气乱，恐则伤志气下，气血阴阳紊乱，神志不清，惊风由生，病位在心、肝。内关、神门、劳宫是"靳三针"组方中手智针的处方，具有健脑益智、镇静安神的功效。内关为手厥阴心包经络穴，为八脉交会穴之一，通于阴维脉；神门为手少阴心经原穴；劳宫为手厥阴心包经荥穴。三穴配合重在开启心窍、安神益智。《针灸甲乙经》记载："小儿惊痫，本神及前顶、囟会、天柱主之。"前顶、囟会属督脉，二穴具有镇惊作用，善治惊风，故为主穴。《素问·灵兰秘典论篇》曰："胆者，中正之官，决断出焉。"这表明胆腑的功能与精神活动有密切关系，故取足少阳胆经之穴本神以安神定惊。天柱有通经活络之功，且能升清降浊，故用之佐以上诸穴宁神定志，使惊风之证逝。如是外感惊风或痰热惊风，当辨证施治。

[腧穴定位]

本神：在头部，当前发际上 0.5 寸，前正中线旁开 3 寸。见图 10-11。

前顶：在头部，当前发际正中直上 3.5 寸（百会前 1.5 寸）。见图 10-7。

囟会：在头部，当前发际正中直上 2 寸（百会前 3 寸）。见图 10-7。

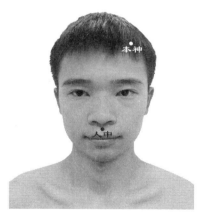

图 10-11　本神、人中

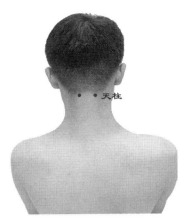

图 10-12　天柱

天柱：在颈部，斜方肌外缘之后发际凹陷中，约当后发际上 0.5 寸，再旁开 1.3 寸。见图 10-12。

内关：在前臂掌侧，当曲泽与大陵的连线上，腕横纹上 2 寸，掌长肌腱与桡侧腕屈肌腱之间。见图 10-6。

神门：在腕部，腕掌侧横纹尺侧端，尺侧腕屈肌腱的桡侧凹陷处。见图 10-6。

劳宫：在手掌心，当第二、三手掌骨之间偏于第三掌骨，微握拳屈指时中指尖处。见图 10-6。

［针刺手法］本神平刺 0.5~0.8 寸，前顶平刺 0.3~0.5 寸，天柱直刺 0.5~1 寸，囟会平刺 0.3~0.5 寸，如小儿囟门未闭者，禁针，改用艾条悬灸 5~10 分钟。以上诸穴均用单刺法及提插捻转之泻法。

［注意事项］当患儿四肢抽搐时，切勿把持手脚，强制牵压，以免扭伤。伴痰涎多时保持侧卧，在发作时针刺治疗首先应止痉，保持室内安静，避免刺激患儿，查明原发病，后续治疗采取综合措施。

［临床经验］外感惊风加外关、风池，以解热退表；痰热惊风加中脘、丰隆，以清热涤痰；头痛加太阳、风池，以祛邪通络止痛；牙关紧闭加下关、颊车，以启闭开窍；发热加大椎、曲池，以清热散风；睡眠不安加心俞，以安神定志；昏睡不醒加四神聪、脾俞，以醒神开窍；手足抽搐加筋缩、申脉，以舒筋活络定搐。

［处方歌诀］

定惊前顶囟通督，本神手智合天柱，

小儿抽搐因怯弱，宁神定志惊风除。

七、调肝通络方

［穴位组成］百会、合谷、人中、肩三针、曲池、曲泉、风市、足三针。

［主治］中风之先兆症状或中风初期。

［辨证要点］凡年高气虚、痰多，或有眩晕、心悸等肝阳上亢症状的病人，有时会出现舌强、言语不利、指端麻木等中风先兆症状；或见手足麻木、肌肤不

仁，或突然口眼㖞斜、言语不利、口角流涎，甚则半身不遂，兼见恶寒发热、肢体拘挛、关节酸痛、舌苔薄白、脉浮弦或弦细等中风轻症。

［组方要点］本方证多由年高肝肾阴虚，阴不制阳，肝风内动；或正气不足，络脉空虚，卫外不固，风邪乘虚入中经络，气血痹阻，运行不畅，筋脉失于濡养所致。法拟平肝息风，疏通经络。百会为三阳五会，能益气聪明，宣通督脉之阳，加强卫外之力，为主穴；合谷、太冲四关穴平肝潜阳，为辅穴；阳明经为多气多血之经，取肩三针、曲池、足三里疏通手足阳明经之气，以益气血，亦为辅穴；曲泉为足厥阴肝经合穴，风市为足少阳胆经之穴，能祛风，强筋健骨；人中为督脉与手阳明大肠经、足阳明胃经之会，三阴交疏肝健脾、理气调经，为佐穴。

［腧穴定位］

人中：在面部，当人中沟的上 1/3 与中 1/3 交点处。见图 10-11。

肩三针：肩峰端下缘，当肩峰与肱骨大结节之间，三角肌上部中央取肩髃，肩髃直上 0.5 寸为第一针，以肩髃为中点，向腋前后水平方向各旁开 2 寸为第二针、第三针。见图 10-13。

风市：在大腿外侧部的中线上，当腘横纹上 7 寸。见图 10-14。

曲泉：在膝内侧，屈膝，当膝关节内侧面横纹内侧端，股骨内侧髁的后缘，半腱肌、半膜肌止端的前缘凹陷处。见图 10-14。

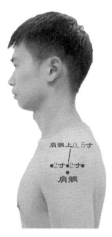

图 10-13 肩三针

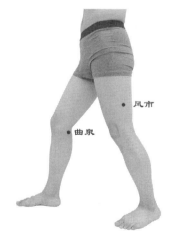

图 10-14 风市、曲泉

足三针：包括足三里、三阴交、太冲。见图 10-8、10-10。

百会见图 10-7，曲池、合谷见图 10-3。

[针刺手法] 依次针百会、人中、肩三针、曲池、合谷、风市、曲泉、足三里、三阴交、太冲。曲池直刺 1~1.5 寸，局部有酸胀感，可向前臂放散；太冲直刺 0.5~1 寸，使局部有酸胀感并向足底放散；百会平刺 0.5~1 寸，局部有酸胀感，可扩散至头顶；人中向上斜刺 0.3~0.5 寸；曲泉向腘窝方向直刺 1~1.5 寸；风市直刺 1~1.5 寸；三阴交直刺 1~1.5 寸，使局部酸胀感向足底放散，或扩散至膝关节和股内侧；肩三针每穴直刺 1~1.5 寸，使局部有酸胀感；足三里直刺 1~1.5 寸，使局部酸胀，针感可沿足阳明胃经下行至足；合谷直刺 1~1.2 寸。所有穴位采用泻法。病在右侧针左侧穴位，病在左侧针右侧穴位。

[注意事项] 本病重在预防，年逾四十且常头晕头痛、肢体麻木、语言不利者多为中风先兆，当谨慎，加强防治。慎起居劳累，节制饮食，忌肥甘厚味，积极控制血压、血糖、血脂，保持大便通畅。避免精神刺激，有先兆症状及时进一步检查治疗。

[临床经验] 口眼㖞斜者加局部穴如地仓、颊车、阳白等，疏导病位的经气，使气血调和，筋肉得以濡养，则病可愈。语言不利者配廉泉、通里；肌肤不仁者用皮肤针叩刺患部。

[处方歌诀]

    调肝通络主中风，百会足肩谷市中，
    二曲平肝见先兆，脉虚邪盛急疏通。

第十一章 祛痰方

具有燥湿化痰、行气宽胸等作用，治疗各类痰证的组方，称为祛痰方。本类方源于八法中的消法。

痰成因有内、外因素。属内因者，多为肺、脾、肾功能失调，以致机体津液输布失常，水液凝聚。"脾为生痰之源"，脾失健运，则湿聚成痰；"肾为成痰之本"，脾肾阳虚，则水泛为痰；"肺为贮痰之器"，肺失宣降，通调水道失司，津结成痰，或肺燥津亏，灼液成痰。属外因者，多为六淫外邪袭肺，肺失宣降，则聚津成痰；或酒食过度，致积湿生痰。

痰作为病理产物，可留滞于脏腑、经络、肢体、关节等处，致诸证产生，如咳嗽、喘证、头痛、眩晕、胸痹、呕吐、中风、痰厥、癫狂、惊痫、瘰疬等。根据性质，痰可分为寒痰、热痰、湿痰、燥痰、风痰等。痰证之治法分为燥湿化痰、清热化痰、润燥化痰、温化寒痰、化痰息风等。临床多取手足太阴经、足少阴经、足阳明经等经脉之腧穴组方。

运用祛痰方时，须辨别痰证的性质，分清寒、热、燥、湿、风。另外，"善治痰者，不治痰而治气，气顺则一身之津液亦随气而顺矣"，故祛痰的同时应不忘理气，可配合膻中、肺俞等腧穴。

一、痰嗽方

[穴位组成] 肺俞、脾俞、中脘、丰隆。

[主治] 脾虚痰塞之咳嗽。

[辨证要点] 本病多因咳嗽反复发作，久伤肺气，肺虚及脾，致使脾虚生湿生痰，上渍于肺，则肺气不降，发为此病。症见咳嗽痰多，色白黏腻易咯，常伴有体倦食少、脘腹痞闷、头晕恶心等，舌苔白腻，脉滑。本病常见于上呼吸道感染、支气管炎、支气管扩张等以咳嗽痰多为主症者。

[组方要点] "脾为生痰之源，肺为贮痰之器"，脾失健运，痰浊内生，上贮

于肺，肺气壅盛，上逆为咳。故本方重在健脾，以治本为主。方取背俞穴之脾俞，健运脾阳以祛湿化痰；取背俞穴之肺俞，以宣肺止咳；中脘为胃之募穴，有理气健脾、化湿降逆之功；配足阳明胃经之络穴丰隆祛除痰湿。全方共奏降逆化痰、健脾养胃、止咳定喘之功，使病可告愈。

[腧穴定位]

肺俞：在背部，当第三胸椎棘突下，旁开1.5寸。见图11-1。

脾俞：在背部，当第十一胸椎棘突下，旁开1.5寸。见图11-1。

中脘：在上腹部，前正中线上，当脐中上4寸。见图11-2。

丰隆：在小腿前外侧，当外踝尖上8寸，条口外，距胫骨前缘二横指。见图11-3。

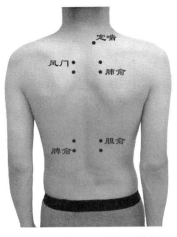

图11-1　肺俞、脾俞、胆俞、风门、定喘

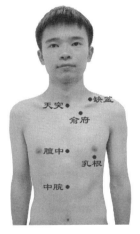

图11-2　中脘、膻中、缺盆、乳根、天突、俞府

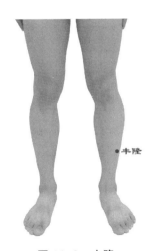

图11-3　丰隆

[针刺手法] 取30号1寸不锈钢毫针，常规针刺消毒。病人俯卧位时取肺俞、脾俞，仰卧位时取中脘、丰隆。诸穴针刺时用小幅度提插捻转之补法，留针20~30分钟，亦可用艾条行直接灸。

[注意事项] 中脘孕妇禁针。

[临床经验] 头晕较甚者可加灸督脉之百会，以升举清阳；兼呕吐恶心者，

可加刺手厥阴心包经之络穴内关、足太阴脾经之络穴公孙，以健脾和胃、理气祛湿；咳嗽较甚者加灸任脉之膻中、天突调理气机，以降逆止咳；兼有喘者加用经外奇穴之定喘，以止咳平喘。

［处方歌诀］

痰嗽脾虚生痰源，丰隆肺脾俞中脘，

色白黏腻易咯出，健脾和中止体倦。

二、二中化痰方

［穴位组成］中脘、厉兑、公孙、膻中、胆俞、内关、丰隆。

［主治］胃脘停痰、痰热内阻，或脾虚湿盛、胃失和降、清阳不升所致的呕吐。

［辨证要点］胃脘停痰、痰热内阻所致的呕吐。本证多因胃传化物功能减退，饮食停滞，日久化为痰热所致。症见呕吐呃逆，胸脘痞满，纳食减少，或见夜寐不佳，心烦惊悸，口干苦，舌苔黄腻，脉滑数。本证常见于急性胃炎、胆囊炎、幽门痉挛或梗阻等疾病。

脾虚湿盛、胃失和降、清阳不升所致的呕吐。本证多因素体脾虚，运化失司，导致水停中焦化为痰饮，阻碍气机宣降所致。症见恶心呕吐，呕吐物多为清水或痰涎，胸脘胀满，纳食减少，倦怠乏力，甚则头眩、心悸，舌苔白腻，脉濡滑。本证常见于急慢性胃炎、肠梗阻、贲门失弛症、幽门梗阻等疾病。

［组方要点］呕吐的基本病机在于胃失和降，胃气上逆。由于脾失健运，水湿内停，水湿凝聚而成痰，痰火互结，停蓄肠胃，一旦胃气失和，浊气上逆则致呕吐。故方取胃之募穴中脘以健脾养胃，化湿降逆；取足阳明胃经之井穴厉兑、足太阴脾经之络穴公孙以清泻胃火，健脾化湿，通调胃肠以止呕；配以气会膻中、背俞穴之胆俞、手厥阴心包经之络穴内关、足阳明胃经之络穴丰隆以行气祛湿化痰。诸穴合用，痰湿得化，脾胃得健，浊气得降，则呕吐自愈。

［腧穴定位］

膻中：在胸部，当前正中线上，平第四肋间，两乳头连线的中点。见图11-2。

胆俞：在背部，当第十胸椎棘突下，旁开1.5寸。见图11-1。

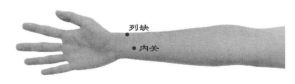

图 11-4　内关、列缺

内关：在前臂掌侧，当曲泽与大陵的连线上，腕横纹上 2 寸，掌长肌腱与桡侧腕屈肌腱之间。见图 11-4。

公孙：在足内侧缘，当第一跖骨基底的前下方。见图 11-5。

厉兑：在足第二趾末节外侧，距趾甲角 0.1 寸。见图 11-6。

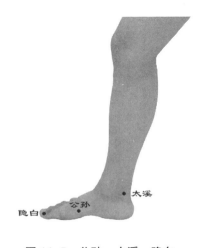

图 11-5　公孙、太溪、隐白

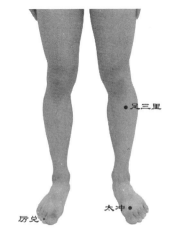

图 11-6　厉兑、足三里、太冲

中脘见图 11-2，丰隆见图 11-3。

[针刺手法] 取 30 号 1 寸不锈钢毫针，常规针刺消毒。病人俯卧位时取胆俞，仰卧位时取中脘、膻中、内关、丰隆、公孙、厉兑。诸穴直刺，徐徐进针得气后，用提插捻转之平补平泻法，留针 20~30 分钟，亦可使用直接灸法，每日 1 次。

[注意事项] 中脘孕妇禁针。

[临床经验] 兼口苦吞酸可加刺足少阳胆经之荥穴侠溪；头晕较甚可灸督脉之百会；胁肋痛甚配足厥阴肝经之原穴太冲、肝之募穴期门，以疏肝理气止痛；呕逆不止加任脉之气海，以理气和胃、降逆止呕；热甚加用心之募穴巨阙，以清心化痰、和中降逆；虚呕取经外奇穴中魁，以补虚降逆、通调三焦之气。

[处方歌诀]

二中化痰兑胆俞，丰隆孙关口干苦，

痰热内阻胸脘痞，湿化浊降呕自除。

三、化饮方

[穴位组成] 列缺、肺俞、膻中、缺盆、乳根、足三里。

[主治] 寒饮停肺之咳嗽。

[辨证要点] 本病多因脾失健运，聚湿成痰，痰湿蕴肺，加之外界气候骤变，风寒之邪趁虚而侵犯肺卫，寒湿互结邪停于肺，致使肺失清肃所致。症见咳嗽痰多，色白质清稀，伴有胸闷胸痛，或兼有恶心呕吐，苔白滑，脉濡滑。本病常见于急慢性气管炎、支气管哮喘等属寒痰内停之证。

[组方要点] 温灸肺之背俞穴肺俞、气之会穴膻中，以温肺理气、降逆化痰；取手太阴肺经之络穴列缺，以宣肺调气；灸足阳明胃经之合穴足三里，以健脾养胃、扶正祛邪化痰湿；配以足阳明胃经之缺盆、乳根，以宣肺散寒、止咳平喘。诸穴合用，标本兼治，脾肺强健，痰饮得化。全方共奏温肺化饮、理气健脾、化痰止咳之功，则病可告愈。

[腧穴定位]

列缺：在前臂桡侧缘，桡骨茎突上方，腕横纹上 1.5 寸，当肱桡肌与拇长展肌腱之间。见图 11-4。

肺俞：在背部，当第三胸椎棘突下，旁开 1.5 寸。见图 11-1。

膻中：在胸部，当前正中线上，平第四肋间，两乳头连线的中点。见图 11-2。

缺盆：在锁骨上窝中央，距前正中线 4 寸。见图 11-2。

乳根：在胸部，当乳头直下，第五肋间隙。见图 11-2。

足三里：在小腿前外侧，当犊鼻下 3 寸，距胫骨前缘外一横指。见图 11-6。

[针刺手法] 取 30 号 1 寸不锈钢毫针，常规针刺消毒。病人俯卧位时取肺俞，仰卧位时取列缺、膻中、缺盆、乳根、足三里。除乳根沿肋间隙向外斜刺之外，其余诸穴直刺，徐徐进针，得气后，用小幅度提插捻转之补法，留针 30 分钟，每日 1 次。诸穴亦可用直接灸法。

[注意事项] 缺盆、乳根不可深刺，避免气胸。

[临床经验] 若胸闷痛甚者加刺手厥阴心包经之络穴内关，以调和三焦气机而止痛；兼风寒头痛或恶寒者加足太阳膀胱经之风门、足少阳胆经之风池，以疏风散寒；痰多者加足阳明胃经之络穴丰隆，以健脾和胃、理气化痰。

［处方歌诀］

化饮停肺止寒嗽，列缺肺俞三里灸，

膻中缺盆乳根齐，标本兼治脾肺求。

四、定喘方

［穴位组成］风门、肺俞、天突、定喘。

［主治］外感风寒，引动伏痰而致的喘证。

［辨证要点］本证多因素体脾虚内生痰湿，上逆伏肺，当外感风寒时引动伏痰阻碍肺气宣发肃降而发。症见初起恶寒发热，喉痒咳嗽，继则喘促加剧，喉中痰鸣，咳吐稀痰，舌淡，苔白滑，脉浮紧。本证常见于支气管炎、支气管哮喘、喘息性支气管炎、肺气肿等疾病所致之哮喘。

［组方要点］取足太阳膀胱经之风门以祛风散寒；取肺之背俞穴肺俞，与风门相配，外可祛风散寒、开达肺卫之表，内可温寒化痰、宣发肺气于里；取任脉之天突宣通肺气，以祛痰降逆平喘；取经外奇穴之定喘，以宣肃太阴之经气，加强肃肺定喘之功。全方共奏祛风散寒、温寒化痰、宣通肺气之功，则病可告愈。

［腧穴定位］

风门：在背部，当第二胸椎棘突下，旁开1.5寸。见图11-1。

肺俞：在背部，当第三胸椎棘突下，旁开1.5寸。见图11-1。

天突：在颈部，当前正中线上，胸骨上窝中央。见图11-2。

定喘：在背部，当第七颈椎棘突下，旁开0.5寸。见图11-1。

［针刺手法］取30号1寸不锈钢毫针，常规针刺消毒。病人俯卧位时取风门、肺俞、定喘，仰卧位时取天突。天突先直刺，当针尖超过胸骨柄内缘后，将针尖向下沿胸骨柄后缘、气管前缘缓慢刺入0.5~1寸；其余诸穴均直刺进针。得气后行捻转泻法1~2分钟，留针30分钟。

［注意事项］天突直刺时不可深刺，避免损伤气管。

［临床经验］外感风寒明显者加手阳明大肠经之原穴合谷、手太阴肺经之络穴列缺，以解表散寒；痰涎壅盛者加足阳明胃经之络穴丰隆、合穴足三里，以健脾和胃、祛湿化痰。

［处方歌诀］

外寒引动内伏痰，喘促痰鸣需定喘，

风门肺俞加天突，宣肺化痰此方专。

五、泻肺止哮方

［穴位组成］列缺、丰隆、俞府、膻中、足三里。

［主治］热性哮喘。

［辨证要点］丹溪有云："哮喘专主于痰。"痰的产生，主要责之于肺、脾、肾三脏功能失调，水液代谢失常，凝聚成痰，潜伏于肺，每遇外邪或情志等因素诱发。本证由于宿痰伏肺，遇热邪诱发，痰从热化，属痰热为患。症见咳喘气粗，喉中哮鸣，咳呛阵作，咯痰黏稠色白或黄，烦闷不安，胸胁满闷，口渴喜饮，汗出，舌红，苔黄腻，脉滑数。本证常见于支气管哮喘、喘息性支气管炎、肺气肿等疾病所致之哮喘。

［组方要点］治以泻肺化痰为先。方取手太阴肺经之络穴列缺，用泻法以宣发肺气、通利咽膈；取足少阴肾经之俞府，以理气宣肺和胃、止咳降逆化痰；泻任脉气会之膻中，以宽胸理气、降逆化痰；凡痰多必取足阳明胃经之络穴丰隆，以祛痰降逆、清热化湿；再辅以足阳明胃经之合穴足三里，以强健脾胃、扶正祛邪，使脏腑功能恢复正常，痰湿得化，哮喘自止。全方共奏清热泻肺、健脾化湿、降逆和胃之功，则病可告愈。

［腧穴定位］

列缺：在前臂桡侧缘，桡骨茎突上方，腕横纹上1.5寸，当肱桡肌与拇长展肌腱之间。见图11-4。

丰隆：在小腿前外侧，当外踝尖上8寸，条口外，距胫骨前缘二横指。见图11-3。

俞府：在胸部，当锁骨下缘，前正中线旁开2寸。见图11-2。

膻中：在胸部，当前正中线上，平第四肋间，两乳头连线的中点。见图11-2。

足三里：在小腿前外侧，当犊鼻下3寸，距胫骨前缘外一横指。见图11-6。

［针刺手法］取30号1寸不锈钢毫针，常规针刺消毒。病人取仰卧位，列缺、俞府、膻中斜刺或平刺，丰隆、足三里直刺，徐徐进针得气后，用提插捻转之泻

法，留针 30 分钟。亦可用直接灸法。

[注意事项] 俞府不可深刺，避免气胸。

[临床经验] 哮喘较甚者可加刺任脉之天突宣通肺气，以祛痰降逆平喘；热甚者可泻手阳明大肠经之合穴曲池、督脉之风府，以疏风清热。

[处方歌诀]

宿痰伏肺遇热邪，膻中俞府配列缺，

黏痰丰隆足三里，泻肺止哮功效确。

六、清金化痰方

[穴位组成] 肺俞、尺泽、鱼际、天突、膻中、丰隆、足三里、太溪。

[主治] 热痰阻肺之咳逆。

[辨证要点] 本证多因外邪犯肺，郁而化热，热伤肺津，炼液成痰，或素有宿痰，内蕴日久化热，痰与热结，壅阻于肺所致。肺肾阳虚，热由内生，加之脾虚生痰，痰热相搏，壅结于内，或因脾虚生痰，或痰热素盛，加之感受外邪，外邪与痰热相合，郁遏肺气发为此病。表现为咳嗽，咳痰黄稠，黏腻难咳，胸闷气促，胁肋满闷，咳引胁痛，咽干喜饮，舌苔黄腻，脉滑数。本证常见于急慢性气管炎、支气管感染、肺炎、支气管扩张症等。

[组方要点] 本证由于痰热蕴肺，肺气失宣，故而咳嗽。治当以清热泻肺、化痰止咳为主。取肺之背俞穴肺俞，以理气宣肺；手太阴肺经之合穴尺泽、荥穴鱼际，以清肺散热、降气止咳；灸任脉之天突，以清热化痰、宣肺降气；取任脉之膻中，膻中为八会穴之一的气会穴，具有降逆化痰、调理肺气之功；取足阳明胃经之络穴丰隆、合穴足三里，以强健脾胃、降逆化痰；取足少阴肾经之原穴太溪，以益肾纳气、培土生金。全方共奏清热泻肺、健脾化湿、益肾纳气之功，则病可告愈。

[腧穴定位]

肺俞：在背部，当第三胸椎棘突下，旁开 1.5 寸。见图 11-7。

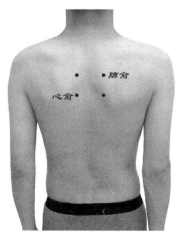

图 11-7　肺俞、心俞

膻中：在胸部，当前正中线上，平第四肋间，两乳头连线的中点。见图11-8。

天突：在颈部，当前正中线上，胸骨上窝中央。见图11-8。

尺泽：在肘横纹中，肱二头肌腱桡侧凹陷处。见图11-9。

鱼际：在手拇指本节（第一掌指关节）后凹陷处，约当第一掌骨中点桡侧，赤白肉际处。见图11-9。

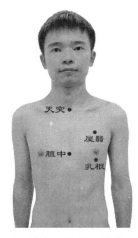
图11-8　膻中、天突、屋翳、乳根

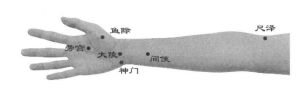
图11-9　尺泽、鱼际、神门、劳宫、大陵、间使

太溪：在足内侧，内踝后方，当内踝尖与跟腱之间的凹陷处。见图11-5。

丰隆见图11-3，足三里见图11-6。

［针刺手法］取30号1寸不锈钢毫针，常规针刺消毒。病人俯卧位时取肺俞，仰卧位时取其余诸穴。天突用艾条温和灸；尺泽用三棱针点刺出血；余穴用针直刺，徐徐进针得气后，用提插捻转之泻法，留针20分钟。

［临床经验］兼胸胁痛甚者加刺肝之募穴期门、足阳明胃经之缺盆，以疏肝和胃、行气止痛；兼痰涎壅肺者加刺手太阴肺经之络穴列缺、原穴与八会穴之脉会太渊，以清泻肺热、理气化痰；兼喘促者加刺足少阴肾经之原穴太溪、经外奇穴之定喘，以益肾纳气、培土生金。

［处方歌诀］

清金化痰主肺俞，膻中尺泽丰鱼突，

补泻太溪足三里，热痰阻肺咳逆住。

七、安癫治狂方

[穴位组成] 人中、隐白、劳宫、心俞、后溪、神门、丰隆。

[主治] 痰火上扰、蒙蔽清窍之癫狂病。

[辨证要点]《素问·至真要大论篇》说:"诸躁狂越,皆属于火。"《素问·脉解篇》亦云:"阳尽在上而阴气从下,下虚上实,故狂癫疾也。"本病主要由痰火瘀血蒙蔽心窍,阴阳失调,元神逆乱所致。症见性情急躁易怒,哭笑无常,面红目赤,甚则狂乱无知,弃衣而走,登高而歌,不避亲疏,或毁物伤人,不眠不食,舌红绛,苔黄腻,脉弦滑或弦数。本病常见于西医学的精神分裂症或躁狂型精神病等。

[组方要点] 治疗本病重在清泻痰火,以调整阴阳。方取十三鬼穴中的鬼宫(督脉之人中)、鬼垒(足太阴脾经之井穴隐白)、鬼窟(手厥阴心包经之荥穴劳宫)。十三鬼穴是古代用治癫狂病的有效穴,具有开窍醒神、清肝化痰之功;泻心之背俞穴心俞有清热化痰、镇静安神的作用;手太阳小肠经输穴、八脉交会穴之后溪通于督脉,是治督脉病的要穴,具有醒神开窍、清心导火之功;神门为手少阴心经之原穴,有清心定神、宁心通络之功;泻足阳明胃经之络穴丰隆,以清热化痰、和胃安神。诸穴同用,痰火得泻,清阳得升,则癫狂自安。

[腧穴定位]

心俞:在背部,当第五胸椎棘突下,旁开 1.5 寸。见图 11-7。

人中:在面部,当人中沟的上 1/3 与中 1/3 交点处。见图 11-10。

神门:在腕部,腕掌侧横纹尺侧端,尺侧腕屈肌腱的桡侧凹陷处。见图 11-9。

后溪:在手掌尺侧,微握拳,当小指本节(第五掌指关节)后的远侧掌横纹头赤白肉际。见图 11-11。

劳宫:在手掌心,当第二、三掌骨之间偏于第三掌骨,微握拳屈指时中指尖处。见图 11-9。

隐白:在足大趾末节内侧,距趾甲角 0.1 寸。见图 11-5。

丰隆见图 11-3。

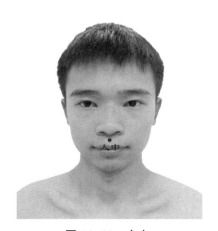
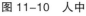

图 11-10　人中

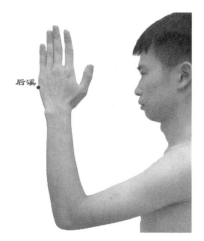

图 11-11　后溪

［针刺手法］取 30 号 1 寸不锈钢毫针，常规针刺消毒。病人俯卧位时取心俞，仰卧位时取其余诸穴。人中向上斜刺，余穴直刺进针，得气后行提插捻转之泻法，留针 15~20 分钟。

［临床经验］兼有幻听加刺手少阳三焦经之翳风、手太阳小肠经之听宫，以开窍聪耳；幻视加刺足太阳膀胱经之睛明，睛明为手太阳经、足太阳经、足阳明经、阴跷脉、阳跷脉之交会穴，治以祛风清热明目；不思饮食加刺胃之募穴中脘、足阳明胃经之合穴足三里，以健脾和胃；哭笑无常加刺手厥阴心包经之经穴间使、手太阳肺经之井穴少商，以宽胸和胃、清心安神；胸闷加刺八会穴之气会膻中，以行气宽中。

［处方歌诀］

安癫治狂泻丰隆，人中隐白加劳宫，
痰火上扰蒙清窍，心俞神门后溪从。

八、定痫方

［穴位组成］大陵、间使、丰隆、太冲、百会。

［主治］痫证。

［辨证要点］《三因极一病证方论·癫痫叙论》指出，"夫癫痫病，皆由惊动，使脏气不平，……或在母胎中受惊，或少小感风寒暑湿，或饮食不节，逆于

脏气";而《丹溪心法》中亦指出,"无非痰涎壅塞,迷闷孔窍"。由此可见,痫证的发生是由于先天因素、七情、饮食、劳累等使脏腑失调,痰阻气乱,风阳内动。故症见发作前头晕乏力,胸闷不舒,发则突然昏仆,不省人事,神志不清,四肢抽搐,口吐白沫,两目上视,或有尖叫,大小便失禁,短暂即清醒,醒后如常人,过后则觉精神恍惚,头晕乏力,苔白腻,脉弦滑。

[组方要点]治当以豁痰醒神、息风定痫为原则。方取手厥阴心包经之原穴大陵(十三鬼穴中的鬼心),该穴具有开窍化痰、宁心安神之功;配以手厥阴心包经之经穴间使,以宽胸和胃、清心安神;泻足阳明胃经之络穴丰隆,以清热豁痰、和胃安神;足厥阴肝经之原穴太冲,以疏肝理气、安神定志;督脉之百会,以息风醒脑、升阳固脱。以上诸穴采用针刺法。

[腧穴定位]

百会:在头部,当前发际正中直上5寸,两耳尖连线的中点处。见图11-12。

大陵:在腕掌横纹的中点处,当掌长肌腱与桡侧腕屈肌腱之间。见图11-9。

间使:在前臂掌侧,当曲泽与大陵的连线上,腕横纹上3寸,掌长肌腱与桡侧腕屈肌腱之间。见图11-9。

太冲:在足背侧,当第一、二跖骨间隙的后方凹陷处。见图11-6。

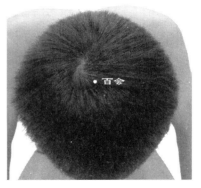

图11-12　百会

丰隆见图11-3。

[针刺手法]大陵直刺0.3~0.5寸,使局部有麻胀感,或向手掌和中指放散;间使直刺0.5~1寸,深刺可透支沟,使局部酸胀,针感向指端放散;丰隆直刺1~1.2寸;太冲直刺0.5~1寸,使局部有酸胀感或向足底放散;百会平刺0.5~1寸,局部酸胀感可扩散至头顶。诸穴用小幅度捻转泻法,留针20~30分钟。

[注意事项]操作时应密切观察,避免误伤。

[临床经验]兼痰涎壅盛可加泻胃之募穴中脘,以健脾化湿祛痰;头晕甚加手阳明大肠经之原穴合谷、足少阳胆经之风池,以疏肝理气;昏迷加刺足少阴肾经之井穴涌泉,以平肝息风;神昏取手太阳小肠经之输穴后溪(后溪又为八脉交会穴,通于督脉),以清神定痫、开窍醒脑。

［处方歌诀］

定痫百会与丰隆，大陵间使配太冲，

痫证突作乏无力，豁痰醒神能做功。

九、消乳散结方

［穴位组成］屋翳、乳根、膻中、肩井、足三里。

［主治］乳癖。

［辨证要点］本病多由情志内伤，肝郁气结，冲任失调，气血失和，痰瘀凝滞于乳房而致。症见一侧或两侧乳房发生多个大小不等的圆形结节，可移动，边界不清，表面光滑。多伴有乳房胀痛，行经前加剧；或兼胸闷恶心，纳差，舌淡红，苔白腻，脉滑。本病常见于西医学的乳房囊性增生合乳腺小叶增生。

［组方要点］治当以行气活血、化痰除瘀为主。乳房与足阳明胃经、足厥阴肝经及冲任二脉有密切的关系，故取足阳明胃经之屋翳、乳根，以化痰止痒、行气通络、散结消瘀；取任脉气会之膻中，以宽胸理气、散结止痛；情之所伤首及肝胆，故取肩井，以祛风清热、豁痰开郁、理气调经；佐以足阳明胃经之合穴足三里，以健脾和胃、理气化痰。

［腧穴定位］

屋翳：在胸部，当第二肋间隙，距前正中线4寸。见图11-8。

膻中：在胸部，当前正中线上，平第四肋间，两乳头连线的中点。见图11-8。

乳根：在胸部，当乳头直下，第五肋间隙。见图11-8。

肩井：在肩上，前直乳中，当大椎与肩峰端连线的中点上。见图11-13。

足三里：在小腿前外侧，当犊鼻下3寸，距胫骨前缘外一横指。见图11-6。

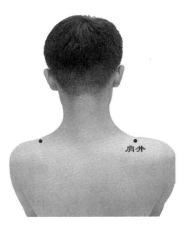

图11-13　肩井

［针刺手法］取30号1寸不锈钢毫针，常规针刺消毒。病人仰卧位时取穴，除乳根沿肋间隙向外斜刺之外，其余诸穴直刺。徐徐进针得气后，用大幅度提插捻转之泻法，留针30分钟，间断行针。乳根也可

用温和灸。

［注意事项］屋翳、肩井、乳根不可深刺，避免气胸。

［临床经验］兼月经不调加刺足厥阴肝经之原穴太冲、足太阴脾经之三阴交，以疏肝健脾、理气调经；肝郁气结加刺足少阳胆经之荥穴侠溪、足厥阴肝经之荥穴行间，以疏肝利胆、行气解郁；痰湿凝结加刺足阳明胃经之络穴丰隆、胃之募穴中脘，以健脾化湿、祛痰散结；肝肾阴虚加刺足少阴肾经之原穴太溪、背俞穴之肾俞，以益肾养肝。

［处方歌诀］

　　　　消乳散结屋翳存，膻中肩井三里根，
　　　　乳房胀痛现结节，化痰通络行气真。

第十二章 理气方

凡具有行气、降气的功用，用以治疗气滞、气逆等病证的组方，称为理气方。本类方源于八法中的消法。

《素问·举痛论篇》曰："百病生于气也。"气为一身之主，可维持人体正常生理活动。若情志失常，或寒温失调，或饮食失节，或劳倦过度等，均会引起气机升降失常，脏腑功能失调，引发多种疾病。气滞者，多为肝气郁滞或脾胃气滞，应行气而调之；气逆者，多为胃气上逆或肺气上逆，当降气以平之。针灸多取足厥阴经、手足太阴经等的腧穴组方治疗。

应用理气方时须辨清病证之虚实：若为气滞实证，当须行气，用泻法，勿补使其滞甚；若为气滞虚证，当须补其虚，勿用泻法，否则更伤其气。

一、解郁方

[穴位组成] 肝俞、期门、膻中、璇玑、内关、太冲。

[主治] 抑郁症等肝气郁结之证。

[辨证要点] 症见心情抑郁，情绪不安，胸胁满闷，或胀或痛，或伴有嗳气纳差，烦躁易怒，或月经不调，或呕逆吐酸，大便不调等，舌红，苔黄腻，脉弦或弦数。本证可见于西医学的神经衰弱、焦虑性神经症、更年期综合征、胃肠神经症等疾病。

[组方要点]《丹溪心法·六郁》中提出气、血、痰、火、湿、食郁六郁之说。肝主疏泄喜条达，为气机之枢，一旦壅滞即郁而为病。朱丹溪云："人身诸病，多生于郁。"清代医家何梦瑶亦指出："百病皆生于郁……郁而不舒，则皆肝木之病矣。"郁证的发生主要责之于情志，情志不舒，脏腑功能失调，肝失疏泄、脾失健运、心失所养，气血失调，以致气机郁滞。故治当以解郁为主。方取膻中，以行气解郁、宁心化痰；取八脉交会穴之内关，以疏肝理气、和胃降逆、宽胸止痛；太冲为足厥阴肝经之穴，又是肝经的原穴，具有通调气血、疏肝理气之

功；取任脉璇玑，以消食化积解郁，并治气滞上壅引起的胸痛；期门、肝俞、太冲，此三穴分别为肝之募穴、背俞穴，肝经原穴，相互配用，有疏肝理气、解郁通络之功；佐以足三里强健脾胃、抑木扶土。

[腧穴定位]

肝俞：在背部，当第九胸椎棘突下，旁开 1.5 寸。见图 12-1。

期门：在胸部，当乳头直下，第六肋间隙，前正中线旁开 4 寸。见图 12-2。

膻中：在胸部，当前正中线上，平第四肋间，两乳头连线的中点。见图 12-2。

璇玑：在胸部，当前正中线上，胸骨上窝中央下 1 寸。见图 12-2。

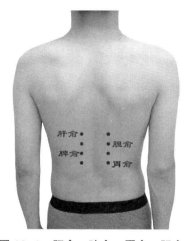

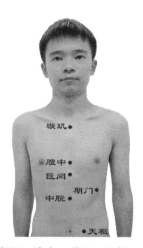

图 12-1　肝俞、脾俞、胃俞、胆俞　　图 12-2　期门、膻中、璇玑、巨阙、中脘、天枢

内关：在前臂掌侧，当曲泽与大陵的连线上，腕横纹上 2 寸，掌长肌腱与桡侧腕屈肌腱之间。见图 12-3。

太冲：在足背侧，当第一、二跖骨间隙的后方凹陷处。见图 12-4。

[针刺手法] 肝俞直刺 0.5 寸，使针感向肋间放散；内关直刺 0.5~1 寸，使局部有麻胀感，或向前臂和中指放散；膻中平刺或斜刺 0.5~0.8 寸，针达骨膜后行捻转手法，以加强针感，使局部有酸胀感，或扩散至前胸；璇玑平刺 0.5~0.8 寸；其他穴位针刺方法同前。以上诸穴均用泻法，留针 30~40 分钟。

[注意事项] 肝俞右侧穴下深部为肝脏，不可深刺；内关局部有血管和正中神经分布，故不宜行大幅度提插手法；期门针刺时应控制好进针的方向、角度和深度，以防刺伤肝、肺。

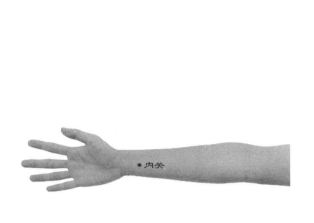

图 12-3　内关

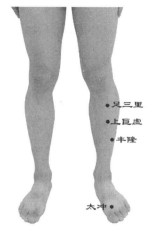

图 12-4　太冲、丰隆、足三里、上巨虚

［临床经验］气郁甚，加章门以疏肝解郁；湿郁甚，加阴陵泉以利水湿；火郁明显，加内庭以清火解郁；食滞痰郁甚，加中脘以和胃消食化痰，辅以丰隆健脾化痰；胃痛，加中脘以健脾养胃、宽胸理气；月经不调，加三阴交以疏经活络、调经补肾。

［处方歌诀］

解郁胸闷善太息，肝俞期门中璇玑，

辅以内关太冲穴，肝木条达效称奇。

二、开胸通痹方

［穴位组成］膻中、内关、巨阙、公孙、丰隆。

［主治］气滞痰浊闭阻所致的胸痹。

［辨证要点］症见胸闷心痛，或心痛彻背，心悸气短，呼吸不畅，甚则喘促汗出，舌苔白腻，脉滑或沉弦。本病常见于西医学的冠心病、心绞痛等。

［组方要点］本病的发生是由于气滞痰浊内阻，气不宣通，心脉痹塞，故治当以理气开胸化痰为主。方取心之募穴巨阙、气会穴膻中，以开胸利膈、清心化痰，阳气得通、浊痰得化，则胸痹自解；心包经穴内关、脾经穴公孙均为八脉交会穴，且古有"胸胁内关谋"之说，二穴同用有健脾化痰通络、宽胸理气止痛之功；再辅以胃经穴丰隆，以降逆祛痰。诸穴合用，共奏开胸通痹、理气化痰之功。

[腧穴定位]

巨阙：在上腹部，前正中线上，当脐中上 6 寸。见图 12-2。

公孙：在足内侧缘，当第一跖骨基底的前下方。见图 12-5。

丰隆：在小腿前外侧，当外踝尖上 8 寸，条口外，距胫骨前缘二横指。见图 12-4。

膻中见图 12-2，内关见图 12-3。

[针刺手法]内关直刺 0.5~1 寸，使局部有麻胀感，或向前臂和中指放散；膻中平刺或斜刺 0.5~0.8 寸，针达骨膜后行捻转手法，以加强

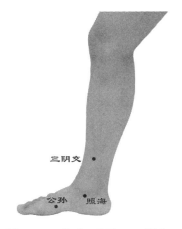

图 12-5　公孙、照海、三阴交

针感，使局部有酸胀感，或扩散至前胸；公孙直刺 0.5~1 寸，深刺可透涌泉，使局部有酸胀感或扩散至足底；丰隆直刺 1~1.5 寸，针感可沿足阳明经至足，或针尖微向上方斜刺使针感循经上行；巨阙直刺 1~1.5 寸，使局部有酸胀感或向四周放散。内关、丰隆用泻法，余穴用平补平泻法，留针 30~40 分钟。

[注意事项]内关局部有血管和正中神经分布，故不宜行大幅度提插手法。

[临床经验]兼心阴虚者可加刺三阴交；兼瘀血者可加刺居髎、肾俞；兼阳气虚者可加刺关元。

[处方歌诀]

> 开胸通痹主膻中，巨阙公孙关丰隆，
>
> 胸痹痛甚痰浊阻，理气化痰心脉通。

三、理中方

[穴位组成]脾俞、胃俞、中脘、天枢、足三里。

[主治]脘腹疼痛属中焦虚寒或寒邪犯胃者。

[辨证要点]症见脘腹胀满疼痛，自利，呕吐，口淡不渴，肢体倦怠，四肢不温，舌淡，苔白，脉沉细；或胃痛暴作，畏寒喜暖，温灸后痛减，或口渴喜热饮，脉弦紧。本证常见于西医学的慢性胃炎、肠炎，不完全性肠梗阻。

[组方要点]胃是六腑的中心，以通降为顺。本证发生多是由中焦虚寒、脾胃升降功能失常所致，故法当以温中散寒、调中理气为主。脾俞、胃俞分别为

脾、胃的背俞穴，为脏腑经气汇集处，用针刺补法或温灸能健脾暖胃；中脘为胃之募穴、腑之会，配以胃之下合穴足三里，可疏通胃气、导气止痛，凡胃脘疼痛不论虚实寒热皆可用之，以通调腑气、和胃止痛；天枢散腹中寒积而利中焦气机。诸穴合用，共奏温中健脾、行气止痛之功。

[腧穴定位]

脾俞：在背部，当第十一胸椎棘突下，旁开 1.5 寸。见图 12-1。

胃俞：在背部，当第十二胸椎棘突下，旁开 1.5 寸。见图 12-1。

中脘：在上腹部，前正中线上，当脐中上 4 寸。见图 12-2。

天枢：在中腹部，脐中旁开 2 寸处。见图 12-2。

足三里：在小腿前外侧，当犊鼻下 3 寸，距胫骨前缘外一横指。见图 12-4。

[针刺手法] 脾俞斜刺 0.5~0.8 寸，局部有酸胀感，可向腰部放散；天枢、足三里针刺得气后留针 1 寸左右，针柄上穿置 1.5 寸艾卷，点燃施灸，直至燃尽，除去灰烬；胃俞斜刺 0.5~0.8 寸；中脘直刺 1~1.5 寸。诸穴均用补法，留针 20~30 分钟。

[注意事项] 胃痛证候有时与心肌梗死、肝胆疾患、胰腺炎症状相似，须注意鉴别诊断，以免延误病情。温针灸通常选用天枢与足三里两穴，背部脾俞、胃俞与中脘一般不用温针灸。温针灸过程中嘱咐病人勿移动体位，并在施灸下方垫上纸片，防止灼伤。

[临床经验] 针刺配合艾灸治疗寒性胃痛疗效显著，饮食调理配合规律的生活、精神调节对胃痛之康复具有重要意义。现代研究表明，针刺可有效调节自主神经功能，恢复胃蠕动状态，促进胃肠黏膜细胞新陈代谢，使损伤得到修复。为增强散寒止痛之效，可加用神阙、梁丘温灸；饮食停滞加梁门、建里，以消食导滞；肝气犯胃加太冲，以疏导肝气；胃阴不足加太溪、三阴交，以滋阴养胃；呕吐明显加内关；食滞不化加璇玑；大便稀溏、完谷不化加大肠俞。

[处方歌诀]

理中行气主虚寒，脾俞胃俞加中脘，

止痛天枢足三里，健脾暖胃诸症蠲。

四、支阳方

[穴位组成] 肝俞、胆俞、支沟、章门、阳陵泉、委中。

［主治］肝郁气滞化火所致胁肋疼痛。

［辨证要点］症见胸胁胀痛或刺痛，时发时止，每由情志因素引发，或伴有嗳气纳差，舌红，苔黄，脉弦。本证常见于现代医学之肋间神经痛、胆囊炎、慢性肝炎、妇女经期乳房胀痛等属肝胆气郁之证者。

［组方要点］《景岳全书·胁痛》曰："胁痛之病，本属肝胆二经，以二经之脉皆循胁肋故也。"故胁痛主要责之于肝胆。肝主疏泄，喜条达，故情志抑郁或暴怒气逆，均可使肝失疏泄而致胁痛。如《杂病源流犀烛·肝病源流》所说："气郁，由大怒气逆，或谋虑不决，皆令肝火动甚，以致胠胁肋痛。"治以疏利肝胆、行气通络止痛为原则。穴取肝经与胆经交会穴章门，以健脾疏肝、理气活血；取足少阳胆经之合穴阳陵泉，以疏肝解郁散结；取支沟，以通利三焦、调整气机之郁滞；取委中，以三棱针刺出血，以清泻肝胆郁热、祛瘀生新，气行血活，则胁痛自愈；肝俞、胆俞通调脏腑之气，气滞、肝阴不足各种病机皆可用之。

［腧穴定位］

肝俞：在背部，当第九胸椎棘突下，旁开 1.5 寸。见图 12-1。

胆俞：在背部，当第十胸椎棘突下，旁开 1.5 寸。见图 12-1。

支沟：在前臂背侧，当阳池与肘尖的连线上，腕背横纹上 3 寸，尺骨与桡骨之间。见图 12-6。

章门：在侧腹部，当第十一肋游离端的下方。见图 12-7。

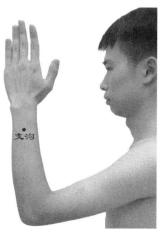

图 12-6　支沟

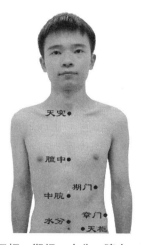

图 12-7　章门、天枢、期门、水分、膻中、天突、中脘

阳陵泉：在小腿外侧，当腓骨头前下方凹陷处。见图 12-8。

委中：在腘横纹中点，当股二头肌腱与半腱肌腱的中间。见图 12-9。

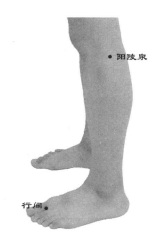

图 12-8　阳陵泉、行间

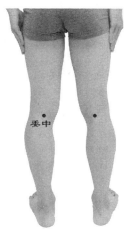

图 12-9　委中

［针刺手法］肝俞直刺 0.5 寸，使针感向肋间放散；胆俞直刺 0.8~1.2 寸；阳陵泉直刺 1~1.5 寸；章门向外侧平刺 0.2~0.3 寸，侧腹部酸胀感可向腹后壁放散；支沟直刺 0.5~1 寸，使局部有酸麻沉胀感或向上臂外侧放散；委中用三棱针点刺出血。肝俞、胆俞用捻转补法，支沟、章门、阳陵泉用泻法，留针 30 分钟。

［注意事项］对于胁痛者首先要明确诊断。胁痛病因较多，严重程度各不一致，故应做必要的实验室检查。

［临床经验］针刺治疗胁痛，病因不同则疗效不一：对于原发性肋间神经痛而无明显全身症状者，常能取效较快；对于闪挫所致胁痛者，也能获良效；对于带状疱疹病程较长且胁痛顽固者，须连续多次治疗方能获效，且须配合中药治疗。胸胁烦闷者加期门、膻中，以宽胸理气；纳差者加中脘、足三里，以调理脾胃；嗳气呕恶者加内关、膈俞，以理气降逆。

［处方歌诀］

　　　　　　支阳章门委中行，通督肝俞胆俞并，
　　　　　　疏肝利胆止胁痛，补泻针下要分明。

五、气秘方

［穴位组成］支沟、章门、天枢、照海、上巨虚、丰隆。

［主治］便秘难行属气秘者。

［辨证要点］症见大便干涩难行或行而不畅，腹中胀痛或连胸胁，嗳气频作，口苦目眩，纳食减少，舌苔薄黄，脉弦。本方常用治习惯性便秘、功能性便秘、或产妇、老人及体虚之人排便功能低下所引起之气秘等。

［组方要点］《金匮翼·便秘》曰："气秘者，气内滞，而物不行也。"故本证多因于忧思伤脾气结，或恼怒伤肝气滞，或久坐少动、气机不利等导致脏腑气郁，胃肠消化障碍，通降失常，传导失职，糟粕内停，不得下行或行而不畅。治以顺气通便为主。"三焦主气所生病"，故取手少阳三焦经之经穴支沟，以清三焦气机、通关开窍，如此则腑气自调，便秘得行。《难经》云："脏会章门。疏曰：脏病治此。"故取章门以疏调肝脾、理气助运、升清降浊。取大肠的下合穴上巨虚、募穴天枢通调大肠之气；佐以丰隆化痰行气、健脾和胃，使糟粕下行；照海为八脉交会穴，通于阴跷脉，可增强支沟调理脏腑、通关开窍之功，并可滋阴补肾、润燥通便。

［腧穴定位］

天枢：在中腹部，脐中旁开 2 寸处。见图 12-7。

照海：在足内侧，内踝尖下方凹陷处。见图 12-5。

上巨虚：在小腿前外侧，当犊鼻下 6 寸，距胫骨前缘一横指。见图 12-4。

支沟见图 12-6，章门见图 12-7，丰隆见图 12-4。

［针刺手法］章门向外侧平刺 0.2~0.3 寸，侧腹部酸胀感可向腹后壁放散；支沟直刺 0.5~1 寸，使局部有酸麻沉胀感或向上臂外侧放散；天枢直刺 1~1.5 寸，局部有酸胀感，可向同侧腹部扩散；照海直刺 0.5~0.8 寸；上巨虚直刺 1~2 寸；丰隆直刺 1~1.5 寸。诸穴均用泻法，留针 30 分钟。

［注意事项］多次针刺后若便秘不缓解则需要做进一步的检查，排查相关恶性疾病。

［临床经验］针刺对自主神经具有双向调节作用，可促进大肠液的分泌，对于肠道中的宿便可起到加速排出的作用。热秘大便干燥、面红身热者，加刺合谷、内庭清泻腑热；伴便后疲乏、年老体弱者，加刺脾俞、气海，或加温灸；伴小便清长者，加灸神阙、关元通阳散寒；胁痛甚者，加刺期门、日月；腹胀甚者，加刺大横；兼心悸者，加刺内关、神门；汗多者，加刺阴郄、复溜；纳食减少者，加刺中脘、足三里。

［处方歌诀］

气秘干涩胀难行，支章枢海上丰隆，
气滞脏腑失通降，顺气通便腹渐宁。

六、气臌方

[穴位组成] 天枢、气海、水道、归来、水分、期门、三阴交、足三里。

[主治] 肝气郁滞、水湿内停引起的气臌。

[辨证要点] 症见腹部胀满，按之不坚，胸胁胀满疼痛，纳呆食少，食后胀甚，大便不爽或矢气频作，舌苔白腻，脉弦细。本病常见于西医学之肝硬化、腹腔内肿瘤、结核性腹膜炎等所致腹部肿大如鼓之病证。

[组方要点] 肝主疏泄，性喜条达，若情志抑郁，肝气郁结，木不疏土，脾土运化失职，水液代谢失常，水湿潴留，瘀血蕴结日久不化，壅塞中焦则成臌胀。故治当疏肝理气，除湿散满。取肝之募穴期门，以疏肝理气、活血消瘀；取脾经之三阴交、胃经之足三里，以理气健脾、补土抑木，气行脾健，水湿得运，则胀满自除；气海、水分二穴合用，理气合中、下气行水，为治疗水肿、臌胀之要穴；水道、归来、天枢为通元针法主穴，加强引气归元之功，恢复脏腑生理功能，助邪排出。

[腧穴定位]

天枢：在中腹部，脐中旁开 2 寸处。见图 12-10。

气海：在下腹部，前正中线上，当脐中下 1.5 寸。见图 12-10。

水道：在下腹部，当脐中下 3 寸，距前正中线 2 寸。见图 12-10。

归来：在下腹部，当脐中下 4 寸，距前正中线 2 寸。见图 12-10。

水分：在上腹部，前正中线上，当脐中上 1 寸。见图 12-7。

期门：在胸部，当乳头直下，第六肋间隙，前正中线旁开 4 寸。见图 12-7。

三阴交：在小腿内侧，当足内踝尖上 3 寸，胫骨内侧后缘。见图 12-5。

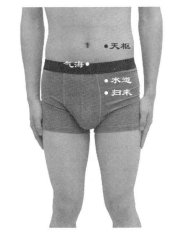

图 12-10　天枢、气海、水道、归来

足三里：在小腿前外侧，当犊鼻下 3 寸，距胫骨前缘外一横指。见图 12-4。

[针刺手法] 期门斜刺 0.2~0.3 寸，使局部有酸胀感并向腹后壁放散；天枢直刺 1~1.5 寸，局部有酸胀感，可向同侧腹部扩散，或针尖向下斜刺使针感沿足阳明胃经逐渐向下扩散至归来；归来、水道直刺 1~1.5 寸，或稍向下斜刺，使针感扩散到下腹部；足三里直刺 1~1.5 寸，针感可沿足阳明经至足，或针尖微向上方斜刺，使针感循经上行，得气后用提插捻转补泻法；气海、水分、三阴交针刺手法同前文。诸穴均用泻法，可针可灸，每日 1 次，留针 30 分钟。

[注意事项] 期门针刺时应控制好进针的方向、角度和深度，以防刺伤肝、肺；其余腹部穴位孕妇禁针。

[临床经验] 针刺可提高机体各系统特别是循环系统的功能，减少渗出，促使留滞于组织间隙中的液体回流，使血管内外的体液交换处于平衡状态。兼见瘀血症状者可加章门、肝俞；脾虚甚者可加公孙、脾俞；腹胀甚者加人中、神阙。

[处方歌诀]

> 气臌期门枢气海，阴交三里道归来，
> 气滞湿停有水分，调木补土记心怀。

七、梅核气方

[穴位组成] 肝俞、章门、行间、支沟、丰隆、天突、膻中。

[主治] 梅核气。

[辨证要点] 症见咽喉不适，咽中如有物梗阻，咳之不出，吞之不下，如《金匮要略》云："妇人咽中如有炙脔。"常伴有胸胁胀满，精神抑郁，或伴有心烦失眠，呕逆等，舌苔白腻，脉弦滑。

[组方要点] 本病多由七情不畅，肝郁气滞痰凝，痰气互结所致。朱肱《活人书》云："七情气郁，结成痰涎……或塞咽喉如梅核粉絮样，咯不出，咽不下。"故治以行气解郁、化痰散结为主。方取肝之背俞穴肝俞疏肝理气；脾之募穴章门理气化痰、降逆疏肝；辅以行间、支沟，疏肝解郁、畅通三焦气机；佐以丰隆降逆化痰、疏经活络；取天突、膻中，理气宽胸、降逆化痰、开音散结。诸穴相伍，行气活血，解郁散结，清利咽喉，则梅核气自愈。

[腧穴定位]

肝俞：在背部，当第九胸椎棘突下，旁开 1.5 寸。见图 12-11。

章门：在侧腹部，当第十一肋游离端的下方。见图 12-7。

行间：在足背侧，当第一、二趾间，趾蹼缘的后方赤白肉际处。见图 12-8。

支沟：在前臂背侧，当阳池与肘尖的连线上，腕背横纹上 3 寸，尺骨与桡骨之间。见图 12-6。

丰隆：在小腿前外侧，当外踝尖上 8 寸，条口外，距胫骨前缘二横指。见图 12-4。

天突：在颈部，当前正中线上，胸骨上窝中央。见图 12-7。

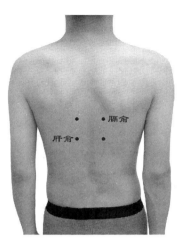

图 12-11　肝俞、膈俞

膻中：在胸部，当前正中线上，平第四肋间，两乳头连线的中点。见图 12-7。

［针刺手法］天突先刺 0.2 寸，当针尖超过胸骨柄内缘后，即向下沿胸骨柄后缘、气管前缘缓慢向下刺入 0.5~1 寸，使局部有酸胀感，或咽喉发紧似有阻塞感；膻中平刺或斜刺 0.5~0.8 寸，针达骨膜后行捻转手法，以加强针感，使局部有酸胀感，或扩散至前胸；肝俞直刺 0.5 寸，使针感向肋间放散；章门向外平刺 0.2~0.3 寸，使侧腹部有酸胀感，并向腹后壁放散；行间直刺 0.5~0.8 寸，使局部酸胀感向足背放散；支沟直刺 0.5~1 寸，局部酸麻胀感可向上臂放散；丰隆直刺 1~1.5 寸，针感可沿足阳明经至足，或针尖微向上方斜刺，使针感循经上行。诸穴皆用泻法。

［注意事项］肝俞右侧穴下深部为肝脏，不可深刺。

［临床经验］若胸胁胀闷不舒或呕逆者可加内关、膈俞，以开胸膈之郁结；兼气急咳喘者加列缺、肺俞，以宣肺散结止咳；兼痰湿重者加中脘、阴陵泉，以健脾利湿；兼气郁化火者可加鱼际，以清肺热、利咽喉。

［处方歌诀］

　　　　章门支行隆肝俞，降气膻中配天突，
　　　　气滞痰凝梅核气，开郁散结梗阻除。

八、膈关通噎方

［穴位组成］膈俞、内关、天突、膻中、中脘、丰隆。

［主治］气郁痰阻的噎膈。

［辨证要点］症见吞咽困难，自觉食物难下或食不能下，胸部痞满或疼痛，呕吐呃逆，便秘，舌红，苔黄腻等。本病常见于西医学的食管炎、贲门失弛症、胃肠神经症。

［组方要点］噎膈者，隔塞不通，食不能下，故名之。故取膈俞、内关以开胸利膈；配天突以加强宽胸理气、化痰降气之功；膻中和中脘有调节上、中二焦气机之功，二穴同用可理气和胃、降逆止噎；佐以丰隆健脾化痰降逆。

［腧穴定位］

膈俞：在背部，当第七胸椎棘突下，旁开 1.5 寸。见图 12-11。

内关：在前臂掌侧，当曲泽与大陵的连线上，腕横纹上 2 寸，掌长肌腱与桡侧腕屈肌腱之间。见图 12-3。

天突：在颈部，当前正中线上，胸骨上窝中央。见图 12-7。

膻中：在胸部，当前正中线上，平第四肋间，两乳头连线的中点。见图 12-7。

中脘：在上腹部，前正中线上，当脐中上 4 寸，胸剑联合至脐中连线的中点处。见图 12-7。

丰隆：在小腿前外侧，当外踝尖上 8 寸，条口外，距胫骨前缘二横指。见图 12-4。

［针刺手法］天突先刺 0.2 寸，当针尖超过胸骨柄内缘后，即向下沿胸骨柄后缘、气管前缘缓慢向下刺入 0.5~1 寸，使局部有酸胀感，或咽喉发紧似有阻塞感；膻中平刺或斜刺 0.5~0.8 寸，针达骨膜后行捻转手法，以加强针感，使局部有酸胀感，或扩散至前胸；丰隆直刺 1~1.5 寸，针感可沿足阳明经至足，或针尖微向上方斜刺，使针感循经上行；膈俞直刺 0.5 寸，使针感向肋间放散；内关、中脘针刺手法同前。天突行透天凉法，留针 10 分钟；余穴用泻法，留针 30 分钟。

［注意事项］膈俞不可深刺，以防刺伤内部脏器。

［临床经验］兼气郁化火者，可加刺太溪，以通利三焦之热；兼呕吐食物残渣者，可加下脘、章门，以降气止呕；兼便秘者，可加照海，以滋阴通便。

［处方歌诀］

膈关通噎气痰阻，二中丰隆与天突，

噎膈呃逆食难下，理气化痰降逆除。

第十三章　理血方

具有活血化瘀、止血作用，治疗各类瘀血或出血病证的组方，称为理血方。本类方源于八法中的消法。

"血主濡之"，血为营养人体的重要物质，可灌溉五脏六腑，濡养四肢百骸。若血行不畅，或血不循经，离经妄行，或亏损不足，均可致血瘀证或出血证或血虚证。血瘀证，常见胸腹等处疼痛、半身不遂、闭经、痛经、痈肿等；出血证，多见吐血、咳血、便血、尿血、崩漏等；血虚证，多见心悸、眩晕、头痛、痉证、便秘、发热、月经不调等。在针灸治法上，血瘀证当活血化瘀，出血证当止血，血虚证当补血，也可配合中药汤剂补益。临床多取经脉郄穴、阿是穴，或足太阴经、足阳明经、足厥阴经等的腧穴组方。

一、胁痛方

[穴位组成] 委中、支沟、章门、阳陵泉、太冲。

[主治] 肝气不舒、气机不利、脉络瘀阻所致的胁肋痛。

[辨证要点] 本病多因于情志不遂或暴怒伤肝，肝气郁结，失于条达，气机不畅；或久病精血亏损，肝络失养，血流不畅；或跌仆闪挫，气郁日久，瘀血停积，胁肋络脉损伤导致肝之疏泄功能失司，经脉阻滞气机，血运不畅。初起以胁肋胀痛或窜痛为主，痛无定处，善怒少寐，伴胸闷、纳呆、嗳气，舌苔薄白，脉弦；久则胁痛如刺，痛处不移，持续不断，疼痛拒按，舌质紫暗偶见瘀斑、瘀点，脉弦或沉细涩。

[组方要点] 方中先取足太阳膀胱经之合穴委中放血数滴，使瘀血去而新血生，暂缓胁痛之急；章门为肝胆二经之交会穴，可疏通肝胆经气机，活血祛瘀止痛；取足厥阴肝经原穴太冲以疏肝理气、调经止痛；阳陵泉为足少阳胆经合穴，用之以泻肝胆之郁、理气舒筋止痛；支沟为手少阳三焦经之经穴，用以清利三焦、调畅气机、理气止痛。诸穴合用，共奏疏肝理气、行气调经、舒筋活血、祛

瘀止痛之功，则病可告愈。

[腧穴定位]

委中：在腘横纹中点，当股二头肌腱与半腱肌腱的中间。见图 13-1。

支沟：在前臂背侧，当阳池与肘尖的连线上，腕背横纹上 3 寸，尺骨与桡骨之间。见图 13-2。

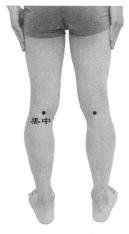

图 13-1　委中

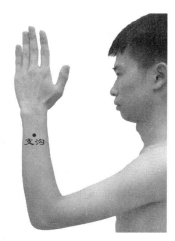

图 13-2　支沟

章门：在侧腹部，当第十一肋游离端的下方。见图 13-3。

阳陵泉：在小腿外侧，当腓骨头前下方凹陷处。见图 13-4。

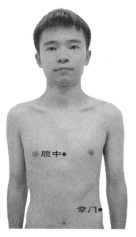

图 13-3　章门、膻中

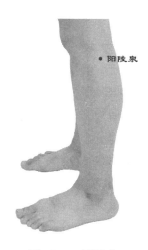

图 13-4　阳陵泉

太冲：在足背侧，当第一、二跖骨间隙的后方凹陷处。见图13-5。

[针刺手法] 取30号1寸不锈钢毫针，常规针刺消毒。病人俯卧位时取委中，仰卧位时取支沟、章门、阳陵泉、太冲。先用三棱针在委中点刺出少量血，后其余诸穴直刺，徐徐进针得气后，用提插捻转之平补平泻法，留针30分钟。

[注意事项] 章门孕妇禁针。

[临床经验] 胁肋胀痛甚，加手少阳三焦经之络穴外关，以加强疏肝解郁、行气调经之功；胸闷、纳呆、嗳气甚，加手厥阴心包经之络穴内关、足阳明胃经之合穴足三里，以宽胸理气、和胃降逆；胁肋刺痛甚，加八会穴之血会膈俞、足太阴脾经之三阴交，以加强活血行瘀之功。

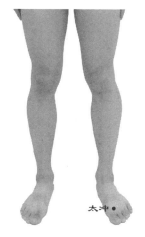

图13-5　太冲

[处方歌诀]

胁痛太冲与委中，支沟章门阳陵从，

瘀血停积气不畅，活血理气当活用。

二、心痛方

[穴位组成] 心俞、膈俞、大陵、通里、内关、膻中。

[主治] 心脉痹阻之胸痛、心悸。

[辨证要点] 本病由久病入络或情志郁结，气滞血瘀，经气不通，拘急阻络，心脉痹阻所致。症见心痛如刺，痛处拒按，伴气短心悸，胸腹胀闷，舌质紫暗，或有瘀斑，或舌下血脉青紫，脉涩或结代。

[组方要点]《灵枢·邪客》云："心者，五脏六腑之大主也，精神之所舍也。其脏坚固，邪弗能容也。容之则心伤，心伤则神去，神去则死矣。故诸邪之在于心者，皆在于心之包络。"故取手厥阴心包经原穴大陵、络穴内关，两穴合用调畅心胸气机、理气活血，以止痛；取手少阴心经络穴通里，配以心之背俞穴心俞，益气养心、行气活血，以止痛；八会穴之气会膻中配以八会穴之血会膈俞，行气调经、活血祛瘀，以止痛。

[腧穴定位]

心俞：在背部，当第五胸椎棘突下，旁开 1.5 寸。见图 13-6。

膈俞：在背部，当第七胸椎棘突下，旁开 1.5 寸。见图 13-6。

大陵：在腕掌横纹的中点处，当掌长肌腱与桡侧腕屈肌腱之间。见图 13-7。

通里：在前臂掌侧，当尺侧腕屈肌腱的桡侧端，腕横纹上 1 寸。见图 13-7。

内关：在前臂掌侧，当曲泽与大陵的连线上，腕横纹上 2 寸，掌长肌腱与桡侧腕屈肌腱之间。见图 13-7。

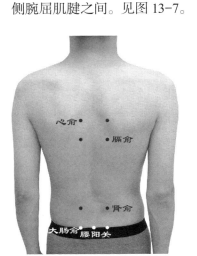

图 13-6　心俞、膈俞、肾俞、
大肠俞、腰阳关

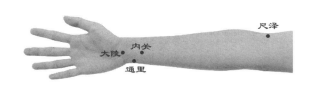

图 13-7　大陵、通里、内关、尺泽

膻中：在胸部，当前正中线上，平第四肋间，两乳头连线的中点。见图 13-3。

[针刺手法] 取 30 号 1 寸不锈钢毫针，常规针刺消毒。病人仰卧位时取大陵、通里、内关、膻中，俯卧位时取心俞、膈俞。针刺内关时，针尖向肩臂方向斜刺，用提插捻转泻法，令针感向臂腋放射；针刺膻中时，针尖逆任脉方向平刺，因针感较强，一般不行针；其余诸穴均直刺，徐徐进针得气后，提插捻转泻法。留针 30 分钟。

[临床经验] 口唇青紫加手太阴肺经之井穴少商、手少阴心经之井穴少冲点刺出血，以增强行气活血祛瘀之功；胁痛加足少阳胆经合穴阳陵泉，以增强疏肝利胆、疏经止痛之功。

[处方歌诀]

> 血瘀心痛甚，心膈大通陈，
>
> 调气关膻中，急用此方真。

三、瘀血腰痛方

[穴位组成] 人中、委中、肾俞、大肠俞、腰阳关、尺泽。

[主治] 瘀血腰痛。

[辨证要点] 本病多因负重闪挫、跌仆撞击使腰部经脉受损，气血运行不利，气滞血瘀，瘀血阻络，致使腰部疼痛、转侧不利。症见多有陈伤宿疾，腰部强直酸痛，转侧俯仰不利，劳累时加重，其痛固定不移，腘中常见络脉瘀血，苔脉多无变化。

[组方要点] 人中为督脉经穴，督脉行于脊里；委中为足太阳膀胱经之合穴，"腰背委中求"，用之以疏通膀胱经气。两穴合用，行气调经、活血祛瘀，以止腰痛。督脉之腰阳关、背俞穴之肾俞及大肠俞，温阳散寒、疏经活络、理气调经，以止痛。尺泽为手太阴肺经之合穴，具有行气活络、祛瘀止痛之功效。诸穴合用，共奏通督调经、温阳散寒、行气活络、活血祛瘀止痛之功。

[腧穴定位]

人中：在面部，当人中沟的上 1/3 与中 1/3 交点处。见图 13-8。

委中：在腘横纹中点，当股二头肌腱与半腱肌腱的中间。见图 13-1。

肾俞：在腰部，第二腰椎棘突下，旁开 1.5 寸。见图 13-6。

大肠俞：在腰部，当第四腰椎棘突下，旁开 1.5 寸。见图 13-6。

腰阳关：在腰部，当后正中线上，第四腰椎棘突下凹陷中。见图 13-6。

尺泽：在肘横纹中，肱二头肌腱桡侧凹陷处。见图 13-7。

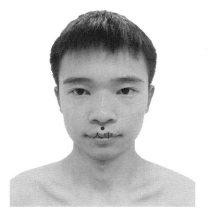

图 13-8 人中

[针刺手法] 取 30 号 1 寸不锈钢毫针，常规针刺消毒。病人俯卧位时取委中、

肾俞、大肠俞、腰阳关，仰卧位时取人中、尺泽。人中向上斜刺，余穴直刺进针，得气后用提插捻转之泻法。急性腰扭伤痛甚，重泻人中，刺委中出血，再刺尺泽，重用泻法，得气后留针 30 分钟。

[临床经验] 若陈伤宿疾腰痛甚者加督脉之命门、任脉之关元，以补肾温阳，或用灸法；扭闪腰痛甚者加手少阳三焦经之经穴支沟、足太阳膀胱经之昆仑、足少阳胆经合穴阳陵泉，以增强行气活血祛瘀之功；兼发热者取督脉之大椎刺络放血，以清热凉血。

[处方歌诀]

陈伤宿疾急扭闪，大肠肾俞腰阳关，

重泻人中委尺泽，瘀血腰痛此方全。

四、颈部伤筋方

[穴位组成] 百劳、大杼、天柱、列缺、后溪、肩三针。

[主治] 落枕。

[辨证要点] 本病多因于夜间睡眠姿势不良或枕头不合适，使头颈长时间处于过分牵拉、过伸或过屈状态，导致肌肉扭伤或颈椎关节错缝；或睡眠时感受风寒，使颈背部气血凝滞，肌筋强硬不和，筋络痹阻，气血运行不畅，局部疼痛不适，动作不利。症见晨起后突感一侧颈椎疼痛，不能俯仰转侧，局部酸楚疼痛，并可向同侧肩背及上臂扩散，或牵扯头枕部疼痛，苔脉多无变化。

[组方要点] 方中列缺为手太阴肺经的络穴，沟通手阳明大肠经，大肠经绕颈项部，"头项寻列缺"，该穴可调畅手阳明大肠经经脉循行部位之气血，以清气活血、缓急止痛。手太阳小肠经腧穴、通于督脉之八脉交会穴后溪，善治颈项强痛；经外奇穴之百劳位于后项、督脉之旁，助疏泄一身之阳。两穴合用通督调经、行气活血。取足太阳膀胱经之大杼、天柱，以疏风通络、强筋壮骨。取肩三针以祛风散寒、温经通络。诸穴合用，共奏通督调经、行气散寒、活血祛瘀止痛之功，则病可告愈。

[腧穴定位]

百劳：位于项部，当大椎直上 2 寸，后正中线旁开 1 寸。见图 13-9。

大杼：在脊柱区，第一胸椎棘突下凹陷处，旁开 1.5 寸。见图 13-9。

天柱：在颈部，斜方肌外缘之后发际凹陷中，约当后发际上 0.5 寸，再旁开

1.3 寸。见图 13-9。

列缺：在前臂桡侧缘，桡骨茎突上方，腕横纹上 1.5 寸，当肱桡肌与拇长展肌腱之间。见图 13-10。

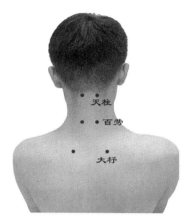

图 13-9　百劳、大杼、天柱

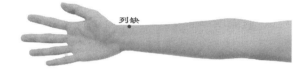

图 13-10　列缺

后溪：在手掌尺侧，微握拳，当小指本节（第五掌指关节）后的远侧掌横纹头赤白肉际处。见图 13-11。

肩三针：肩峰端下缘，当肩峰与肱骨大结节之间，三角肌上部中央取肩髃，肩髃直上 0.5 寸为第一针；以肩髃为中点，向腋前后水平方向各旁开 2 寸为第二针、第三针。见图 13-12。

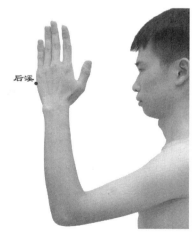

图 13-11　后溪

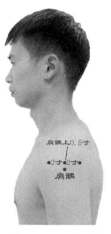

图 13-12　肩三针

[针刺手法] 取 30 号 1 寸不锈钢毫针，常规针刺消毒。病人取坐位，列缺用斜刺法，针尖朝向肩部行针，令针感向颈部传导，其余诸穴直刺进针，得气后用提插捻转之泻法，留针 30 分钟。

[注意事项] 百劳、大杼、天柱不宜深刺，以免伤及颈部血管。

[临床经验] 恶寒头痛加手阳明大肠经之原穴合谷、手少阳三焦经之络穴外关，以增强疏风散寒之功；肩痛甚者加手太阳小肠经之曲垣、手少阳三焦经之肩髎，以增强祛风通络、活血止痛之功；背痛甚者加手太阳小肠经之肩外俞，以增强通督调经止痛之功。

[处方歌诀]

　　　　颈部伤筋劳天杼，颈项筋急不得顾，

　　　　列缺后溪肩三针，通经俯仰始自如。

五、除痹方

[穴位组成] 肾俞、环跳、委中、昆仑、丘墟、阳陵泉。

[主治] 风寒湿痹。

[辨证要点] 本病多因人体正气不足、腠理不密、脉络空虚，复因起居不慎、劳累过度、汗出当风或久居湿寒之地，风寒湿邪趁虚而入，流窜四肢经络，闭阻经络，耗伤正气，阻碍气血运行，久而致痹。症见周身疲乏，畏寒肢冷，肢体麻木疼痛，腿膝酸痛，痛有定处，屈伸不利，迁延日久可致肢体拘急，甚则关节肿大，遇冷则剧，苔白或白腻，脉弦紧或濡缓。

[组方要点] 方中环跳为足少阳经、足太阳经交会穴，可以祛风化湿、强健腰膝；阳陵泉为筋会，又为足少阳胆经合穴，可以舒筋散寒；丘墟为足少阳胆经之原穴，可以疏肝利胆、消肿止痛、疏经活络；委中为足太阳膀胱经之合穴，配足太阳膀胱经之昆仑，可以疏通膀胱经气、行气调经、活血祛瘀；背俞穴之肾俞，可以补肾温阳、散寒止痛。全方共奏温经散寒、活血通络、祛瘀除湿、缓急止痛之功，则病可告愈。

[腧穴定位]

肾俞：在腰部，第二腰椎棘突下，旁开 1.5 寸。见图 13-6。

环跳：在股外侧部，侧卧屈股，当股骨大转子最高点与骶管裂孔连线的外 1/3 与中 1/3 交点处。见图 13-13。

委中：在腘横纹中点，当股二头肌腱与半腱肌腱的中间。见图13-1。

昆仑：在足部外踝后方，当外踝与跟腱之间的凹陷处。见图13-14。

丘墟：在足外踝的前下方，当趾长伸肌腱的外侧凹陷处。见图13-14。

阳陵泉：在小腿外侧，当腓骨头前下方凹陷处。见图13-14。

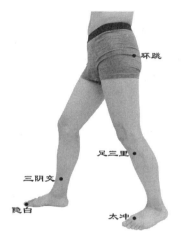

图13-13　环跳、足三里、三阴交、太冲、隐白　　　　图13-14　昆仑、丘墟、阳陵泉

[针刺手法] 取30号1寸不锈钢毫针，常规针刺消毒。病人仰卧位时取昆仑、丘墟、阳陵泉，俯卧位时取肾俞、委中、环跳。诸穴均直刺，徐徐进针得气后，用大幅度快频次提插捻转之泻法，留针20分钟。针后施以无瘢痕灸，每穴灸7~14壮。

[临床经验] 伴全身痛者加督脉之大椎、命门，以温阳利水、祛湿止痛；伴上肢痛甚者加手阳明大肠经之肩髃、手三里，以疏利上肢经络关节、祛风通络止痛；若寒邪较甚者加灸背俞穴之肾俞、任脉之关元，以增强温肾散寒之功；若风邪较重者加背俞穴之膈俞、肝俞及足太阳膀胱经之风门，以增强疏风理气、调经活血之功；若湿邪较甚者加背俞穴之脾俞、足阳明胃经之合穴足三里，以增强健脾理气、和胃祛湿之功。

[处方歌诀]

除痹环跳昆委中，肾俞丘墟阳陵从，

风寒湿瘀杂合至，温经活血经络通。

六、活血通经方

[穴位组成]气海、中极、水道、归来、曲池、支沟、足三里、三阴交、太冲。

[主治]气滞血瘀之经闭。

[辨证要点]本病多因情志失调、房事过劳或禀赋不足，导致肝气郁结，冲任失养，气机失调，以致血滞经闭。症见月经数月不通，小腹胀痛或疼痛拒按，痛有定处，精神抑郁，胸闷胁痛，性急易怒，神疲乏力，畏寒消瘦，舌边紫暗或有瘀点，脉象沉弦。

[组方要点]方中足太阴脾经之三阴交疏肝调脾、蠲血分之瘀滞，使气血下行而达活血通经之目的；手阳明大肠经之合穴曲池、足阳明胃经之合穴足三里，调和肠胃、滋气血生化之源；支沟为手少阳三焦经的经穴，取之以通畅三焦气机、疏通经络；足厥阴肝经原穴太冲，疏肝理气、调经止痛；水道、归来位于足阳明胃经，两穴协同发挥养血和胃、理气调经的作用；任脉之气海为生气之海，中极为膀胱之募穴，两穴合用助阳化气、益气活血、祛瘀调经。诸穴合用，共奏疏肝理气、活血通经、健脾益气、温阳祛瘀之功，则病可告愈。

[腧穴定位]

气海：在下腹部，前正中线上，当脐中下 1.5 寸。见图 13-15。

中极：在下腹部，前正中线上，当脐中下 4 寸。见图 13-15。

水道：在下腹部，当脐中下 3 寸，距前正中线 2 寸。见图 13-15。

归来：在下腹部，当脐中下 4 寸，距前正中线 2 寸。见图 13-15。

曲池：在肘横纹外侧端，屈肘，当尺泽与肱骨外上髁连线中点。见图 13-16。

支沟：在前臂背侧，当阳池与肘尖的连线上，腕背横纹上 3 寸，尺骨与桡骨之间。见图 13-16。

足三里：在小腿前外侧，当犊鼻下 3 寸，距胫骨前缘外一横指。见图 13-13。

三阴交：在小腿内侧，当足内踝尖上 3 寸，胫骨内侧后缘。见图 13-13。

太冲：在足背侧，当第一、二跖骨间隙的后方凹陷处。见图 13-13。

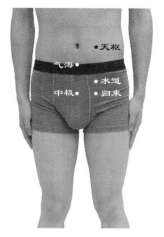

图 13-15　气海、中极、水道、归来、天枢

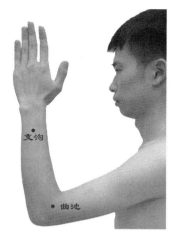

图 13-16　曲池、支沟

［针刺手法］取 30 号 1 寸不锈钢毫针，常规针刺消毒。病人取俯卧位，诸穴直刺，徐徐进针得气后，足三里用小幅度捻转提插之补法，余穴用捻转提插之平补平泻法，留针 20~30 分钟。

［注意事项］气海、中极、三阴交、水道、归来孕妇禁针。

［临床经验］胸闷胁痛者加手厥阴心包经络穴内关，以疏肝解郁、宽胸理气、消胀止痛；血滞甚者加足太阴脾经之血海、郄穴地机及手阳明大肠经之原穴合谷，以健脾益气、活血祛瘀。

［处方歌诀］

> 活血通经水支曲，三里阴交归中极，
>
> 气海太冲调冲任，经闭腹痛诸症毕。

七、通元止血方

［穴位组成］大陵、郄门、足三里、天枢、隐白、三阴交、水道、归来、气海、中极、太冲。

［主治］心火亢盛之尿血；痔疮。

［辨证要点］心火亢盛之尿血，多因情志之火内发，或因六淫内郁化火，火邪干扰心神，心火亢盛，心火移热于小肠，灼伤脉络所致。症见小便带血、深赤，伴排尿灼热刺痛，面赤咽干，口舌生疮，渴喜冷饮，心中烦热，夜寐不安，

舌尖红，苔黄，脉洪数。

痔疮多因风邪侵袭阳明经，郁而化热，或因肝经风木之邪内乘于肠胃，风火交迫，阴络被伤，阴血不藏，导致肛肠气血不调，湿热与血瘀互结而发病。症见便血鲜红，量较多，肛门肿物外脱，色暗红，肛门灼热，伴腹痛、烦热、口苦、小便黄或短赤，舌苔黄腻。

[组方要点] 方中取手厥阴心包经之原穴大陵，可泻心经热邪，热去则神自清、寐得安；郄门为手厥阴心包经之郄穴，针之能导热下行、通络止血。两穴相配，清心安神，引热从小便而出，凉血止血。足三里为足阳明胃经之合穴，而大肠亦属阳明，足三里可配合大肠之募穴天枢调节胃与大肠腑气，使气机通，风热得化，不致伤及阴络，则血运复常；隐白为足太阴脾经之原穴，配合三阴交有调气血、益脾胃的作用，配足三里以清热，热清则血不妄行而便血自止；水道、归来位于足阳明胃经，两穴协同发挥养血和胃、理气调经的作用；任脉之气海为生气之海，中极为膀胱之募穴，两穴合用助阳化气、益气活血、祛瘀调经；太冲是肝经的原穴和输穴，能够理气解郁、养血调经。诸穴合用，共奏疏肝健脾、清热凉血、益气调经之功，则病可告愈。

[腧穴定位]

天枢：在中腹部，脐中旁开 2 寸处。见图 13-15。

大陵：在掌横纹的中点处，当掌长肌腱与桡侧腕屈肌腱之间。见图 13-17。

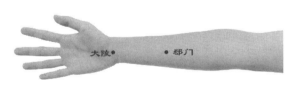

郄门：在前臂掌侧，当曲泽与大陵的连线上，腕横纹上 5 寸，掌长肌腱与桡侧腕屈肌腱之间。见图 13-17。

隐白：在足大趾末节内侧，距趾甲角 0.1 寸。见图 13-13。

图 13-17　大陵、郄门

天枢、气海、中极、水道、归来见图 13-15，足三里、三阴交、太冲见图 13-13。

[针刺手法] 取 30 号 1 寸不锈钢毫针，常规针刺消毒。病人仰卧位时取穴。诸穴均直刺，徐徐进针得气后，用提插捻转之平补平泻针法，留针 30 分钟；或用无瘢痕灸，每穴灸 7~14 壮。

[注意事项] 天枢、中极、气海、水道、归来、三阴交孕妇禁针。

[临床经验] 心火亢盛之尿血：心火较盛者加手厥阴心包经之劳宫，以加强

清心泻火之功；小便灼热者加足太阴脾经之合穴阴陵泉，以利尿通淋；心烦不安者加手少阴心经之原穴神门，以理气调经、宁心安神；小便短赤甚者加手少阴心经之荥穴少府，以清心泻热。

痔疮：发热甚者加手阳明大肠经之原穴合谷、合穴曲池，以清泻大肠之热邪；腹痛者加足太阴脾经之血海，以活血理气止痛；如大便下血属中气素虚，或劳倦过度损伤脾气，脾虚气不摄血，血不归经者，取背俞穴脾俞、足太阴脾经之原穴太白，伍足阳明胃经合穴足三里，以健脾益胃、补中益气。

［处方歌诀］

通元五穴基础方，尿血大陵郄门当，

消痔隐白足三里，阴交太冲经漏当。

第十四章　温寒方

　　具有温里助阳、散寒通脉作用，治疗里寒证的组方，称为温寒方。本类方根据《素问·至真要大论篇》"寒者热之"的原则立法，属于八法中的温法。

　　里寒证的成因，或为素体阳虚，寒从中生；或为外寒之邪直中三阴，深入脏腑；或为过食寒凉之品，损伤机体阳气。症状多为畏寒肢凉，喜温蜷卧，面色淡白，口淡不渴，小便清长，舌质淡，脉沉迟或缓等。依据寒邪所在部位及病势轻重、病情缓急之不同，里寒证的治法分为温经散寒、温中祛寒、回阳救逆。

　　温寒方多由督脉、足太阴经、足少阴经等经脉上的腧穴组成，诸穴多用灸法。在应用时，当注意辨别寒热之真假，真热假寒者禁用。

一、温阳定喘方

　　[穴位组成] 肾俞、肺俞、膏肓、膻中、合谷、天突。

　　[主治] 哮喘日久，反复发作，累及肾阳。

　　[辨证要点] 本病多因哮喘反复发作转为肺气虚证，症见咳喘气短，自汗畏风，息短少气，面色苍白，言语无力，舌淡红，脉细数无力；若伤及肾之阳气，肾虚则纳气不畅、动则喘甚，症见面色黧黑，气急喘促，动则加剧，下肢清冷，腰膝酸软，头晕耳鸣，舌淡，苔白，脉沉细无力。

　　[组方要点] 肺为气之主，肾为气之根。哮喘日久，累及肾阳，肾虚则摄纳无权；肾虚水湿泛滥，聚湿成痰，致痰饮更甚。故补背俞穴之肾俞，以温阳补肾、培元固本、纳气平喘；补足太阳膀胱经之膏肓，以理气调中、补气定喘；补背俞穴之肺俞，以补益肺气、行气平喘；手阳明大肠经之原穴合谷、任脉之天突、气会之膻中，调气化痰定喘。诸穴合用，共奏温阳定喘、培元固本、益肺平喘、调经理气之功，则病可告愈。

　　[腧穴定位]

　　肾俞：在腰部，当第二腰椎棘突下，旁开1.5寸。见图14-1。

肺俞：在背部，当第三胸椎棘突下，旁开 1.5 寸。见图 14-1。

膏肓：在背部，当第四胸椎棘突下，旁开 3 寸。见图 14-1。

膻中：在胸部，当前正中线上，平第四肋间，两乳头连线的中点。见图 14-2。

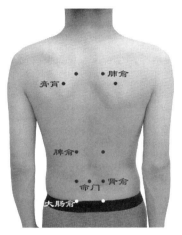

图 14-1　肾俞、肺俞、膏肓、命门、大肠俞、脾俞

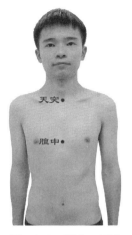

图 14-2　膻中、天突

合谷：在手背，第一、二掌骨间，当第二掌骨桡侧的中点处。见图 14-3。

天突：在颈部，当前正中线上，胸骨上窝中央。见图 14-2。

［针刺手法］取 30 号 1 寸不锈钢毫针，常规针刺消毒。病人仰卧位时取膻中、合谷、天突，俯卧位时取肾俞、肺俞、膏肓。天突先直刺，当针尖超过胸骨柄内缘后，将针尖向下沿胸骨柄后缘、气管前缘缓慢刺入 0.5~1 寸；其余诸穴均直刺，徐徐进针得气后，用小幅度提插捻转之补法，或用温针法。诸穴亦可用灸法。

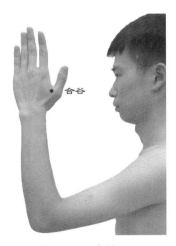

图 14-3　合谷

［注意事项］天突直刺时不可深刺，避免损伤气道；合谷孕妇禁针。

［临床经验］脾虚加背俞穴脾俞、足阳明胃经之合穴足三里，以温阳健脾；痰甚加足阳明胃经之络穴丰隆，以化湿祛痰降逆；心阳虚加手厥阴心包经之络穴内关、手少阴心经之原穴神门，以宁心安神，并灸任脉之气海、关元及督脉之百

会，以防阳气虚脱；喘甚加经外奇穴之定喘，以止咳平喘。

［处方歌诀］

哮喘日久动气促，艾灸肺肾膏肓俞，

膻中合谷天突配，温阳定喘元体固。

二、升提方

［穴位组成］百会、命门、承山、公孙、长强、大肠俞。

［主治］先天不足、素体阳气虚弱、中气不足或肾阳虚损致下元不固之脱肛。

［辨证要点］本病多因素体虚弱、中气下陷、久痢久泻、房劳过度及妇女生育过多致使收摄无权所致，多在便后发生，或在咳嗽、行路、站立、排尿时稍用力即出现，兼见面色萎黄或㿠白、神疲乏力、心悸、头昏、气短、畏寒肢冷，舌淡，苔薄白，脉濡细弱。

［组方要点］百会为督脉之经穴，为温阳益气升提要穴；长强为督脉之络穴，直接作用于肛门直肠，以涩肠固脱；公孙为足太阴脾经之络穴，健脾升阳、补中益气、升提固脱；配以足太阳膀胱经之承山，舒筋通络、理气消痔；督脉之命门，温阳益肾、舒筋镇痉；背俞穴之大肠俞，调肠腑气机。诸穴合用，温阳益肾、健脾补中、舒筋通络、升阳举陷，可促进直肠回缩。

［腧穴定位］

百会：在头部，当前发际正中直上 5 寸，两耳尖连线的中点处。见图 14-4。

命门：在腰部，当后正中线上，第二腰椎棘突下凹陷中。见图 14-1。

承山：在小腿后面正中，委中与昆仑之间，当伸直小腿时或足跟上提时，腓肠肌肌腹下出现尖角凹陷处。见图 14-5。

公孙：在足内侧缘，当第一跖骨基底的前下方。见图 14-6。

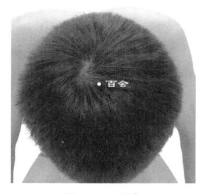

图 14-4　百会

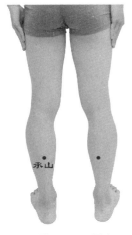

图 14-5 承山

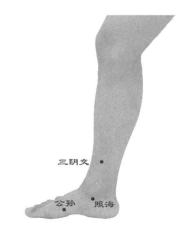

图 14-6 公孙、三阴交、照海

长强：在尾骨端下，当尾骨端与肛门连线的中点处。见图 14-7。

大肠俞：在腰部，当第四腰椎棘突下，旁开 1.5 寸。见图 14-1。

[针刺手法]病人仰卧位时取百会、公孙，俯卧位时取命门、长强、大肠俞、承山。诸穴应用灸法，悬灸至皮肤红润为度；或取 30 号 1 寸不锈钢毫针，常规针刺消毒，刺入穴位后用小幅度提插捻转之补法。

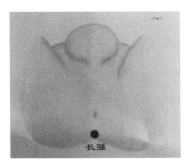

图 14-7 长强

[临床经验]肾阳虚明显者加背俞穴之肾俞、足少阴肾经之井穴涌泉，以温补肾阳；脾胃虚弱较甚者加任脉之气海、背俞穴之脾俞、足阳明胃经之合穴足三里，以健脾和胃、补中益气；伴有实邪者加泻手阳明大肠经之合穴曲池、足太阴脾经之合穴阴陵泉，以健脾升清、清热渗湿。

[处方歌诀]

升提固脱主阳虚，百会命门承益气，

长强公孙大肠俞，下元不固脱肛毕。

三、通元止带方

[穴位组成] 天枢、关元、中极、水道、归来、肾俞、脾俞、百会、三阴交、照海。

[主治] 脾肾阳虚之带下。

[辨证要点] 本病多因素体脾肾阳虚所致，或房劳多产，中气不足，水湿下犯，下元亏损，肾气大伤，肾失封藏，导致带脉失约，任脉不固，滑脱而下。症见带下量多、质清稀、淋漓不断，小腹冷感，腰酸痛，面色㿠白，四肢不温，纳差倦怠，神疲乏力，大便溏薄，小便清长，舌淡，苔白，脉沉迟。

[组方要点] 本病缘于脾肾阳虚，中气不足，下元亏损，任带失于固约。重灸任脉之中极与关元、背俞穴之肾俞与脾俞、足少阴肾经通于阴跷脉之八脉交会穴照海，以温肾健脾、益气升阳、理气调经、温宫固摄而止带；灸督脉之百会益气升阳，主治下陷、滑脱之症；足阳明胃经之穴、大肠之募穴天枢，足太阴脾经之三阴交，健脾利湿、调理冲任而止带；水道、归来位于足阳明胃经，两穴协同发挥疏肝理气、调经止带的作用。诸穴合用共奏补肾健脾、温宫散寒、升阳举陷、固摄止带之功。

[腧穴定位]

天枢：在中腹部，脐中旁开 2 寸处。见图 14-8。

关元：在下腹部，前正中线上，当脐中下 3 寸。见图 14-8。

中极：在下腹部，前正中线上，当脐中下 4 寸。见图 14-8。

水道：在下腹部，当脐中下 3 寸，距前正中线 2 寸。见图 14-8。

归来：在下腹部，当脐中下 4 寸，距前正中线 2 寸。见图 14-8。

肾俞：在腰部，当第二腰椎棘突下，旁开 1.5 寸。见图 14-1。

脾俞：在背部，当第十一胸椎棘突下，旁开 1.5 寸。见图 14-1。

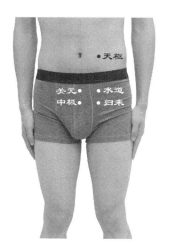

图14-8　天枢、关元、中极、水道、归来

百会：当头部，前发际正中直上 5 寸，两耳尖连线的中点处。见图 14-4。

三阴交：在小腿内侧，当足内踝尖上 3 寸，胫骨内侧后缘。见图 14-6。

照海：在足内侧，内踝尖下方凹陷处。见图 14-6。

［针刺手法］病人仰卧位，取天枢、关元、中极、水道、归来、百会、三阴交、照海；病人俯卧位，取肾俞、脾俞。诸穴应用灸法，悬灸至皮肤红润为度；或取 30 号 1 寸不锈钢毫针，常规针刺消毒，刺入穴位后用小幅度提插捻转之补法。

［注意事项］天枢、关元、中极、水道、归来、三阴交孕妇禁针。

［临床经验］带下量多加足少阳胆经之带脉，以调经健脾固带；脾气虚加足阳明胃经之合穴足三里，以健脾和胃、补中益气；脾虚、纳少、便溏加胃之募穴中脘，以健脾益气、祛湿化痰；阴中痒痛加足厥阴肝经之络穴蠡沟、原穴太冲及经外奇穴之独阴，以疏肝理气止痒、行气活血止痛。

［处方歌诀］

通元止带主虚寒，脾肾二俞百会全，

腹部五穴交替针，阴交照海固摄安。

第十五章 和解方

和解方源于八法中的"和法"。和法最初为治疗邪在半表半里或汗吐下皆非所宜时使用的方法。

人体表里、脏腑、气血营卫之间只有相互协调，才能和谐一致地进行活动，反之则出现不和，表现为病态。表里不和，多因正虚邪客，腠理不密，于半表半里之间引起运行于少阳三焦的津气逆乱，而致气郁津凝，可表现为足少阳胆经循行部位如耳部经气不利所致耳聋，或素体阳盛又感暑邪、气郁化热所致热疟，或少阳邪气所致呕吐。脏腑功能不和多见于肝脾两脏，肝主筋膜，脾主大腹，二者功能失调可引起膜络痉挛、气血运行不利，从而出现或腹痛，或泄泻，或经水不利。故根据邪在少阳或肝脾不和的病机，和法可细分为和解少阳、调和肝脾等。

本节处方包括木土止痛方、木土止泻方、调经方、少阳耳聋方、降逆止呕方、清疟方。选穴以足厥阴肝经、足太阴脾经、足少阳胆经穴位为主，根据病情的虚实寒热，配以督脉、足太阳膀胱经、手少阴心经等的腧穴。"虚则补之，实则泻之"，主穴多采用平补平泻法，"疏其血气，令其条达，而至和平"。

一、木土止痛方

[穴位组成] 太冲、大陵、脾俞、胃俞、商丘、三阴交、膈俞、内关、太渊、阳辅。

[主治] 肝郁气滞横犯脾胃之腹痛。

[辨证要点] 本病多因肝郁犯脾所致。症见脘腹胀闷或痛，常因情志因素诱发，痛连季肋或引少腹，攻窜不定，嗳气频作，烦躁易怒，口苦，大便溏薄，苔薄白，脉弦。

[组方要点] 本病治以疏肝健脾、理气止痛。太冲为足厥阴肝经原穴，大陵为手厥阴心包经原穴，二穴相配疏肝理气、调经止痛；背俞穴之脾俞、胃俞，与足太阴脾经之商丘、三阴交相配，调和肝脾、理气祛湿、和胃止痛；太渊为手太

阴肺经之原穴，肺与大肠相表里，故此穴能调顺上下焦之气机而治胸腹胀痛；八会穴之血会膈俞、手厥阴心包经之络穴内关，疏肝理气、宽胸利膈、行气活血；阳辅为足少阳胆经之经穴，助以疏泄肝胆之郁。诸穴合用，共奏疏肝健脾、和胃利胆、活血调经、行气止痛之功，则病可告愈。

　　[腧穴定位]

　　脾俞：在背部，当第十一胸椎棘突下，旁开 1.5 寸。见图 15-1。

　　胃俞：在背部，当第十二胸椎棘突下，旁开 1.5 寸。见图 15-1。

　　膈俞：在背部，当第七胸椎棘突下，旁开 1.5 寸。见图 15-1。

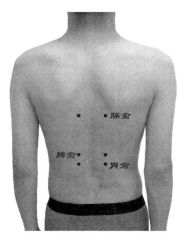

图 15-1　脾俞、胃俞、膈俞

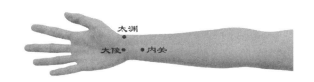

图 15-2　内关、大陵、太渊

　　内关：在前臂掌侧，当曲泽与大陵的连线上，腕横纹上 2 寸，掌长肌腱与桡侧腕屈肌腱之间。见图 15-2。

　　大陵：在掌横纹的中点处，当掌长肌腱与桡侧腕屈肌腱之间。见图 15-2。

　　太渊：在腕掌侧横纹桡侧，桡动脉搏动处。见图 15-2。

　　太冲：在足背侧，当第一、二跖骨间隙的后方凹陷处。见图 15-3。

　　三阴交：在小腿内侧，当足内踝尖上 3 寸，胫骨内侧后缘。见图 15-3。

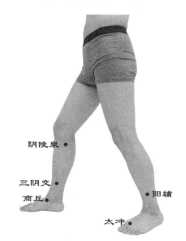

图 15-3　太冲、三阴交、商丘、阳辅、阴陵泉

商丘：在足内踝前下方凹陷中，当舟骨结节与内踝尖连线的中点处。见图15-3。

阳辅：在小腿外侧，当外踝尖上4寸，腓骨前缘稍前方。见图15-3。

[针刺手法] 取30号1寸不锈钢毫针，常规针刺消毒。病人俯卧位，取脾俞、胃俞、膈俞；病人仰卧位，取内关、大陵、太渊、太冲、三阴交、商丘、阳辅。诸穴均直刺，徐徐进针得气后，用大幅度快频次之提插捻转泻法，留针20~30分钟，每日1次。

[注意事项] 三阴交孕妇禁针。

[临床经验] 食积加任脉之下脘，以健脾和胃、消食化积；上腹痛加腑会、胃之募穴中脘，以通降腑气、理气止痛；吐酸并吞酸加足少阳胆经之合穴阳陵泉、足阳明胃经之荥穴内庭，以降气和胃、利胆抑酸；大便不通加大肠之募穴天枢，以通调胃肠；呕吐加手厥阴心包经之络穴内关、足太阴脾经之络穴公孙，以健脾理气、和胃止呕；肝郁较甚加肝之募穴期门，以疏肝解郁；食滞加腑会、胃之募穴中脘及任脉之璇玑，以理气导滞；呕血、黑粪加八会穴之血会膈俞与足太阴脾经之血海，以活血祛瘀、调经止血；脾胃素虚加足阳明胃经之合穴足三里、足太阴脾经之原穴太白，以健脾和胃、补中益气，针用补法或加灸。

[处方歌诀]

> 木土止痛交太冲，太渊大陵腹痛从，
>
> 脾胃膈俞关辅丘，胃痛肝郁亦对证。

二、木土止泻方

[穴位组成] 脾俞、太冲、中脘、天枢、关元、神阙、阴陵泉、三阴交。

[主治] 素体脾胃虚弱，肝郁侮脾，运化无权而成泄泻。

[辨证要点] 本病多因脾胃素虚，思虑伤脾，肝气恣横，乘侮脾土，导致宿食内停、完谷不化，"水反为湿，谷反为滞"，发为此病。症见面色萎黄，腹满肠鸣，隐隐胀痛，泄泻如注，泄后痛缓，伴神疲乏力，纳少畏寒，腰膝酸软，舌质淡红，苔薄白，脉弦细。

[组方要点] 本病由于素体脾胃虚弱，肝郁侮脾，运化失职所致。泻足厥阴肝经原穴太冲，疏肝解郁以抑肝之过；取任脉之神阙、关元，以及胃之募穴中脘、大肠之募穴天枢、背俞穴之脾俞，温中健脾益气、调和胃肠，以升阳举陷；

取足太阴脾经之合穴阴陵泉，以健脾和胃、理气利湿；足太阴脾经之三阴交为足三阴经交会穴，既能健脾化湿，又能通利小便、疏调肝气，利小便则实大便，疏肝则和脾，乃有一穴三用之意。诸穴合用，共奏健脾调肝、益气和胃、调经举陷、升阳止泻之功，则病可告愈。

［腧穴定位］

中脘：在上腹部，前正中线上，当脐中上 4 寸。见图 15-4。

天枢：在中腹部，脐中旁开 2 寸处。见图 15-4。

关元：在下腹部，前正中线上，当脐中下 3 寸。见图 15-4。

神阙：在腹部，脐中央。见图 15-4。

阴陵泉：在小腿内侧，当胫骨内侧髁后下方凹陷处。见图 15-3。

脾俞见图 15-1，太冲、三阴交见图 15-3。

［针刺手法］取 30 号 1 寸不锈钢毫针，常规针刺消毒。病人俯卧位，取脾俞；病人仰卧位，取太冲、中脘、天枢、关元、神阙、阴陵泉、三阴交。神阙用灸法；太冲直刺，进针得气后用捻转泻法；其他穴位针刺后用提插捻转之补法或平补平泻法。

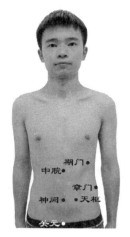

图 15-4　中脘、天枢、关元、神阙、期门、章门

［注意事项］中脘、天枢、关元、神阙、三阴交孕妇禁针。

［临床经验］肝郁较甚者加肝之募穴期门，以疏肝解郁；泄泻痛甚者去神阙、关元、中脘，加足阳明胃经之郄穴梁丘、足少阳胆经合穴阳陵泉，以和胃利胆、行气止痛；伴肾虚加督脉之命门，以温阳益肾。

［处方歌诀］

木土止泻灸关元，神阙天枢脘陵泉，

脾俞三阴交太冲，健脾调肝此方全。

三、调经方

［穴位组成］期门、章门、中极、曲骨、关元、三阴交。

［主治］肝气郁结致气滞血瘀、胞宫阻滞之月经不调。

［辨证要点］本病多因于忧思、愤怒、情志不舒，致使肝气郁结，气滞血瘀，胞宫阻滞。症见经前或经后小腹胀痛，经行不畅，月经量少、色暗、有血块，或月经推迟，伴胸胁乳房胀痛，舌紫暗，脉弦。

［组方要点］肝之募穴期门、脾之募穴章门同为足厥阴肝经之穴，两穴合用可疏肝健脾、理气解郁、活血祛瘀，以调经；任脉之中极、曲骨，可调理冲任、理气调经，以活血通经；任脉之关元配三阴交，能调补三阴经经气、和肝补肾、养血活血、调理冲任，以通经。诸穴合用，共奏疏肝解郁行气、活血调经止痛之功。

［腧穴定位］

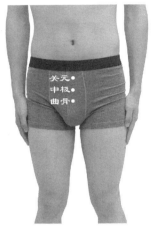

图 15-5　中极、关元、曲骨

中极：在下腹部，前正中线上，当脐中下4寸。见图 15-5。

关元：在下腹部，前正中线上，当脐中下3寸。见图 15-5。

期门：在胸部，当乳头直下，第六肋间隙，前正中线旁开4寸。见图 15-4。

章门：在侧腹部，当第十一肋游离端的下方。见图 15-4。

曲骨：在前正中线上，耻骨联合上缘的中点处。见图 15-5。

三阴交见图 15-3。

［针刺手法］取 30 号 1 寸不锈钢毫针，常规针刺消毒。病人仰卧位时取穴。诸穴均直刺，徐徐进针得气后，用快频次提插捻转之泻法，或用灸法。

［注意事项］以上诸穴孕妇禁针。

［临床经验］腹胀满加大肠之募穴天枢、足太阴经脾经之郄穴地机，以健脾祛湿、益气除满；胁痛甚加足厥阴肝经之原穴太冲、足太阴脾经之合穴阴陵泉，以疏肝健脾、行气止痛；胸闷加手厥阴心包经之络穴内关、足太阴脾经之络穴公孙，以健脾和胃、理气宽胸；心悸失眠加用手厥阴心包经之络穴内关、手少阴心经之原穴神门，以理气调经、宁心安神。

［处方歌诀］

调经中极期章门，关元曲骨阴交存，

气滞血瘀阻胞宫，疏肝活血经期准。

四、少阳耳聋方

[穴位组成] 翳风、听会、风池、侠溪、听宫、完骨。

[主治] 虚实耳聋。

[辨证要点] 实证或因情志不舒，暴怒伤肝，肝胆之火上攻，突然丧失听力；或痰热郁结日久壅滞清窍，双耳闭塞如聋，或耳中闷胀，鸣声不断，响如蝉鸣；口苦咽干，头晕目眩，烦躁易怒，舌红，苔黄，脉弦数。虚证或因惊恐伤肾，或肾经亏损，脾胃虚弱，致耳聋或耳鸣时作时止，发病缓慢，兼见虚烦失眠，头晕目眩，食欲不振，面色萎黄，腰膝酸软，遗精，带下，舌红或淡，少苔，脉细。

[组方要点] 耳为少阳所辖，手足少阳经脉循耳之前后，故治耳聋以疏调少阳经气为原则，取手足少阳经穴为主。翳风属手少阳三焦经，听会、风池、侠溪为足少阳胆经穴，四穴合用，乃局部取穴与远端取穴相结合，可疏调少阳经气而开通耳窍；听宫为手太阳小肠经与手少阳三焦经、足少阳胆经之交会穴，可调解少阳、协助开窍复聪。听会、听宫、完骨为"靳三针"中的耳三针，专治耳鸣耳聋。全方共奏疏调少阳、开窍聪耳之功。

[腧穴定位]

听宫：在面部，耳屏前，下颌骨髁状突的后方，张口时呈凹陷处。见图15-6。

听会：在面部，当耳屏间切迹的前方，下颌骨髁状突的后缘，张口时呈凹陷处。见图15-6。

完骨：在头部，当耳后乳突的后下方凹陷处。见图15-6。

翳风：在耳垂后方，当乳突与下颌角之间凹陷处。见图15-6。

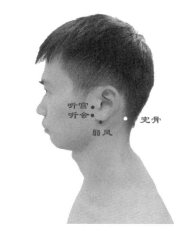

图15-6 听宫、听会、完骨、翳风

风池：在枕部，当枕骨之下，与风府相平，胸锁乳突肌与斜方肌上端之间凹陷处。取穴时俯卧位，在项后发际上1寸。见图15-7。

侠溪：在足背外侧，当第四、五趾缝间，趾蹼缘后方赤白肉际处。见图15-8。

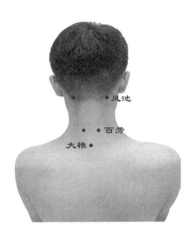

图15-7 风池、百劳、大椎

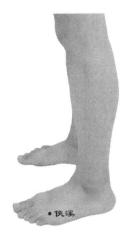

图15-8 侠溪

［针刺手法］取30号1寸不锈钢毫针，常规针刺消毒。病人坐位取穴，耳周穴轮流选用。实证，诸穴用大幅度快频次之捻转泻法；虚证，用小幅度之捻转补法，或配合灸法。

［临床经验］肝火上扰加足厥阴肝经之原穴太冲、手少阳三焦经之络穴外关，以清泻肝火；痰火郁结加足阳明胃经之络穴丰隆、手阳明大肠经之原穴合谷，以清热化痰、行气解郁；肾精亏损加背俞穴之肾俞、足少阴肾经之原穴太溪，以益肾纳气、培土生金；脾胃虚弱加背俞穴之脾俞、督脉之百会、足阳明胃经之合穴足三里，以调经养血、健脾和胃、升阳益气。

［处方歌诀］

少阳耳聋三针池，侠溪翳风补泻施，
甲木不调耳闭塞，窍闭虚实皆可治。

五、降逆止呕方

［穴位组成］中脘、内关、三阴交、脾俞、胃俞、公孙、天枢。

［主治］虚实呕吐。

［辨证要点］实证多因外邪犯胃，致使饮食停滞，或抑郁暴怒肝气横逆犯胃，

致使饮食随气上逆，胃之和降失常。虚证多因素体脾胃虚弱，导致胃失和降，运化失常，胃气上逆。寒邪客胃，症见时吐清水或痰涎，食之乃吐，喜暖畏寒，苔白，脉迟。热邪内蕴，症见食入即吐，呕吐酸苦热臭，口干而渴，苔黄，脉数。痰饮内停，症见头目眩晕，呕吐痰涎，苔白腻，脉滑实。肝气犯胃，症见胁痛呕酸，多烦善怒，苔薄腻，脉弦。胃气虚弱，症见饮食稍有不慎即呕吐，倦怠乏力，纳差便溏，苔薄，脉弱无力。

［组方要点］中脘为胃之募穴，和胃行气，助其降逆；内关乃手厥阴心包经之络穴，宽胸理气，为降逆止呕之要穴；足太阴脾经之三阴交调理脾胃，调畅胃肠气机；背俞穴之脾俞、胃俞，健脾和胃、降逆止呕；足太阴脾经之络穴公孙，健脾和胃、理气宽胸；大肠之募穴天枢，调和胃肠。诸穴合用，共奏健脾和胃、调经降逆、行气止呕之功。

［腧穴定位］

公孙：在足内侧缘，当第一跖骨基底的前下方。见图15-9。

三阴交：在小腿内侧，当足内踝尖上3寸，胫骨内侧后缘。见图15-9。

中脘、天枢见图15-4，内关见图15-2，脾俞、胃俞见图15-1。

［针刺手法］取30号1寸不锈钢毫针，常规针刺消毒。病人俯卧位，取脾俞、胃俞；仰卧位，取中脘、内关、公孙、天枢、三阴交。诸穴均直刺，徐徐进针得气后，补虚泻实，或先泻邪以止呕，再补正，虚者可加灸。

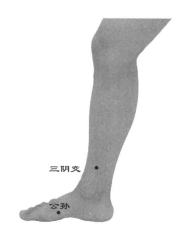

图15-9　公孙、三阴交

［注意事项］中脘、天枢、三阴交孕妇禁针。

［临床经验］热邪内蕴加足阳明胃经之荥穴内庭、手阳明大肠经之原穴合谷，以清泻胃热；痰饮内停加足阳明胃经之络穴丰隆，以化痰降逆；肝气郁结加足厥阴肝经原穴太冲，以疏肝解郁；脾胃虚弱加足阳明胃经之合穴足三里，以补益脾胃；腹胀加任脉之气海，以行气除胀。

［处方歌诀］

降逆止呕孙内关，脾胃天枢交中脘，

胃气不降食则呕，补虚泻实降逆安。

六、清疟方

[穴位组成] 曲池、后溪、间使、百劳、大椎。

[主治] 素体阳盛，感受暑热疟邪。

[辨证要点] 本病是感受疟邪所致，多由外感风寒湿邪、饮食内伤、体虚劳损等原因诱发，发作时正邪相争、阴阳相移，导致热多寒少或但热不寒，口渴喜冷饮，舌红，苔黄，脉弦数。

[组方要点] 手阳明大肠经之合穴曲池健脾升清、清热渗湿，以清阳明之热；手太阳小肠经通于督脉之八脉交会穴后溪，宣发太阳之气，祛邪外出，以清太阳之热；间使为手厥阴心包经经穴，且厥阴与少阳相表里，故能清泻厥阴与少阳之邪热，为截疟要穴；经外奇穴之百劳位于后项、督脉之旁，助疏泄一身之阳；督脉之大椎清热凉血。诸穴合用，共奏清热祛邪、截疟之功。

[腧穴定位]

曲池：在肘横纹外侧端，屈肘，当尺泽与肱骨外上髁连线中点。见图 15-10。

后溪：在手掌尺侧，微握拳，当小指本节（第五掌指关节）后的远侧掌横纹头赤白肉际处。见图 15-10。

间使：在前臂掌侧，当曲泽与大陵的连线上，腕横纹上 3 寸，掌长肌腱与桡侧腕屈肌腱之间。见图 15-11。

百劳：位于项部，当大椎穴直上 2 寸，后正中线旁开 1 寸。见图 15-7。

大椎：在背部，后正中线上，当第七颈椎棘突下凹陷处。见图 15-7。

[针刺手法] 取 30 号 1 寸不锈钢毫针，常规针刺消毒。病人俯卧位，取百劳、大椎、曲池；仰卧位，取后溪、间使。诸穴均直刺，徐徐进针得气后，用大幅度、快频次之提插捻转泻法，大椎可刺络放血。

[临床经验] 高热甚加足太阳膀胱经之合穴委中刺络拔罐放血，以清热凉血；呕吐加手厥阴心包经之络穴内关，以调和脾胃、降逆止呕；痉厥加足少阳胆经合穴、八会穴之筋会阳陵泉，以舒筋解痉；谵语神昏加督脉之人中、手厥阴心包经之井穴中冲放血，以清热开窍醒神。

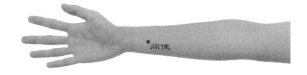

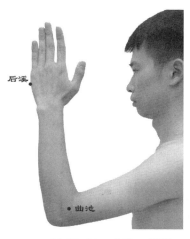

图 15-10　曲池、后溪

图 15-11　间使

[处方歌诀]

　　清疟后溪劳间使，阳盛大椎泻曲池，

　　热多寒少喜冷饮，清热截疟此般施。

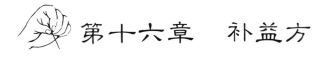

第十六章　补益方

后世根据《黄帝内经》"虚则补之""损者益之"的原理确立了补法。气血津液生化各有其生理特点，五脏皆有虚证，故根据临床症状可判断出五脏虚损的不同病机。五脏各有所主，临床上气虚多归于肺、脾、肾，血虚多责之于心、肝，阴虚多在肺、肾，阳虚多在脾、肾，精虚专责肾。五脏功能不足还会影响气血津液输布运行，所以临床多见虚实夹杂之症。

应用补法时应当注意补而勿滞，治疗虚中夹滞的病证应于补中寓通。如益气通淋方以气海、气冲两穴相伍益气调气；肾俞温肾益气以气化水液；脾俞、三阴交健脾益气、升阳举陷、利尿通淋；中极一助膀胱气化，一清利膀胱湿热。诸穴相伍，以补为主，补中寓通，则病可告愈。另根据气血阴阳互根互用的原理，可直接补病虚之脏，亦可间接补其相关之脏，可补气以摄血，亦可阴阳双补。"善补阴者，必于阳中求阴，则阴得阳生而泉源不竭；善补阳者，必于阴中求阳，则阳得阴助而生化无穷。"

一、补气方

[穴位组成] 肺俞、脾俞、中府、气海、内关、太白、足三里。

[主治] 一切气虚之证，尤其是脾胃气虚及肺气不足之证。

[辨证要点] 气虚之证，多因素体虚弱或久病耗气以致温煦失司、运化失常。症见气短声怯，自汗懒言，面色无华，四肢乏力，纳差便溏，舌淡，苔薄，脉沉细无力。

脾胃气虚多因素体脾虚，导致无力运化水液、濡养肌肉。症见脘腹胀满，食少便溏，四肢乏力，少气懒言，面色㿠白，或身肿尿少，或吐血便血，或崩漏带下，舌淡，苔白，脉虚弱。

肺气不足多因素体肺虚或久病耗伤肺气，导致宣发肃降失常、水液输布无力。症见咳喘无力，或少气不足以息，咳痰清稀，声音低怯，面色㿠白，自汗畏风，舌淡，苔白，脉虚弱。

　　[组方要点] 气虚之证。任脉之气海居下焦，为生气之海，可补益先天之气，《铜人腧穴针灸图经》谓此穴主"脏气虚惫，真气不足，一切气疾久不瘥"；足三里为足阳明胃经的合穴，可补益后天之气，《太平圣惠方》引华佗云："五劳羸瘦，七伤虚乏，大小人热，皆调三里。"本方以足三里、气海同用，一补后天，一养先天，为一张补益真气的基本方，临床上可广泛应用于一切气虚之证。

　　脾胃气虚。以背俞穴脾俞、足太阴脾经之原穴太白伍足阳明胃经合穴足三里，健脾益胃、补中益气；辅以任脉之气海灸之，以温养下焦之真气，意在补先天以养后天；气虚多兼气滞，故取八脉交会穴之内关以理气和胃、除湿降逆。

　　肺气不足。方中以背俞穴之肺俞配肺之募穴中府，是为俞募配穴，以补益肺气；取足阳明胃经合穴足三里补益中焦之气，是为培土生金法。诸穴相伍，共奏健脾和胃、培土生金、补肺益气、行气调经之功。脾土得健、肾气得充、肺气自得补益，则病可告愈。

　　[腧穴定位]

　　肺俞：在背部，当第三胸椎棘突下，旁开 1.5 寸。见图 16-1。

　　脾俞：在背部，当第十一胸椎棘突下，旁开 1.5 寸。见图 16-1。

　　中府：在胸前壁的外上方，云门下 1 寸，平第一肋间隙，距前正中线 6 寸。见图 16-2。

　　气海：在下腹部，前正中线上，当脐中下 1.5 寸。见图 16-2。

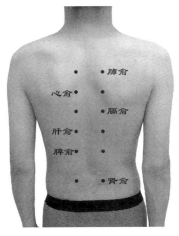

图 16-1　肺俞、脾俞、心俞、肾俞、膈俞、肝俞

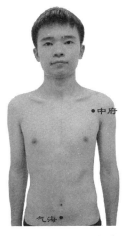

图 16-2　中府、气海

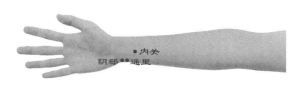

图 16-3　内关、通里、阴郄

内关：在前臂掌侧，当曲泽与大陵的连线上，腕横纹上 2 寸，掌长肌腱与桡侧腕屈肌腱之间。见图 16-3。

太白：在足内侧缘，当足大趾本节（第一跖趾关节）后下方赤白肉际处。见图 16-4。

足三里：在小腿前外侧，当犊鼻下 3 寸，距胫骨前缘外一横指。见图 16-5。

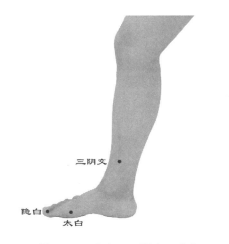

图 16-4　太白、三阴交、隐白

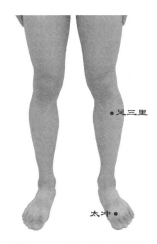

图 16-5　足三里、太冲

［针刺手法］取 30 号 1 寸不锈钢毫针，常规针刺消毒。病人俯卧位，取肺俞、脾俞；仰卧位，取中府、气海、内关、太白、足三里。以上各穴均直刺，徐徐进针得气后，施以小幅度捻转结合提插的温热补法，留针 30 分钟，间断行针；也可用艾条温和灸 20~30 分钟；或用半枣核大艾炷行无瘢痕灸，以皮肤灼热红润为度；或用小艾炷行化脓灸 3~5 壮。

［注意事项］气海孕妇禁针；中府不可深刺，避免气胸。

［临床经验］肺气虚重者加手太阴肺经之原穴、八会穴之脉会太渊，以补益肺气；肝气虚者加足厥阴肝经之原穴太冲，背俞穴之肝俞，以益气疏肝；心气虚者加手少阴心经之原穴神门，背俞穴之心俞，以益气养阴、宁心安神；肾气虚者加足少阴肾经之原穴太溪，背俞穴之肾俞，足少阴肾经之井穴涌泉、经穴复溜，以补气益肾；气血虚弱者加足太阴脾经之三阴交、血海，以健脾行气、益气养血；

元阳不足者加督脉之命门，任脉之关元，以补益元阳。

［处方歌诀］

补气三里肺脾俞，内关太白海中府，

气短声怯肢乏力，益气肺脾皆堪补。

二、补心平惊方

［穴位组成］内关、心俞、通里、阴郄。

［主治］心气不足引起的惊悸怔忡。

［辨证要点］本病多因平素心气怯弱、心阳不足或久病心血亏虚，再遇忧思惊恐，则"心无所依、神无所归"，心神不宁所致。症见胸闷气短，心悸怔忡，活动后加重，面色㿠白，自汗，失眠健忘，神疲乏力，舌淡，脉虚弱不齐。

［组方要点］方中之内关为手厥阴心包经之络穴，又为八脉交会穴之一，通于阴维脉，最能养心安神、平惊定悸，现代研究表明此穴对心律失常有良好的调节作用；心俞为心之背俞穴，乃心气输注之处，可益本脏之气虚；通里为手少阴心经络穴，主虚烦怔忡，《扁鹊神应针灸玉龙经》曰："连日虚烦面赤妆，心中惊悸亦难当，若须通里穴寻得，一用金针体便康。"阴郄为手少阴心经之郄穴，可益心气，养心阳，止汗平惊。诸穴同用，共奏益气养血、益心平惊之功，则病可告愈。

［腧穴定位］

心俞：在背部，当第五胸椎棘突下，旁开 1.5 寸。见图 16-1。

通里：在前臂掌侧，当尺侧腕屈肌腱的桡侧缘，腕横纹上 1 寸。见图 16-3。

阴郄：在前臂掌侧，当尺侧腕屈肌腱的桡侧缘，腕横纹上 0.5 寸。见图 16-3。

内关见图 16-3。

［针刺手法］取 30 号 1 寸不锈钢毫针，常规针刺消毒。病人仰卧位取穴。内关、阴郄、通里向近心方向刺 1 寸深左右，使针感向上传导至心胸，施以捻转补法；心俞向椎体横突方向针刺 1 寸深左右，轻刮针柄，使针感向前胸传导，施以捻转为主结合提插的补法。留针 30 分钟，间断行针。

［临床经验］若心气虚甚、气不行血者，加任脉之气海，手太阴肺经之原穴、八会穴之脉会太渊，以益气活血；心阳不足、畏寒肢冷、舌淡、苔白滑者，加任脉之关元、督脉之命门，以补益心阳；心阳暴脱、四肢厥冷、大汗淋漓、脉微细者，加灸任脉之神阙、关元，并刺督脉之素髎，以回阳救逆；心之阴血不足、五

心烦热、眩晕健忘者，加足太阴脾经之三阴交、足少阴肾经之原穴太溪，以健脾益肾、养血安神；痰浊中阻、胸闷纳差、苔腻、脉滑者，加胃之募穴中脘、足阳明胃经之络穴丰隆，以健脾和胃、祛湿化痰；心脉瘀阻、心痛如刺、舌紫暗有瘀斑、脉细涩者，加八会穴之血会膈俞、气会膻中，以行气活血祛瘀。

［处方歌诀］

补心平惊用阴郄，内关通里心俞齐，

胸闷气短兼怔忡，心气得补诸症去。

三、益气通淋方

［穴位组成］气海、气冲、肾俞、脾俞、三阴交、中极。

［主治］中气下陷所致之气淋。

［辨证要点］经云："膀胱者，州都之官，津液藏焉，气化则能出焉。"若脾肾气虚，无以鼓动膀胱气化，则小便涩滞不利，小腹坠胀，而成气淋之证。本病多因素体脾肾气虚，中气不足，升举无力，脾气虚则无力运化水液，肾气虚则膀胱气化失司所致。症见小便涩滞，淋漓不尽，少腹胀满疼痛，尿有余沥，神疲乏力，苔薄白，脉沉细。

［组方要点］治宜益气通淋。方中任脉之气海为生气之海，足阳明胃经之气冲为气之要冲，两穴相伍益气调气；背俞穴之肾俞温肾益气，以气化水液；背俞穴之脾俞与足太阴脾经之三阴交健脾益气、升阳举陷、利尿通淋；任脉之中极为膀胱之募穴，一以助膀胱气化，一以清利膀胱湿热。诸穴相伍，以补为主，补中寓通，共奏益气通淋之功，则病可告愈。

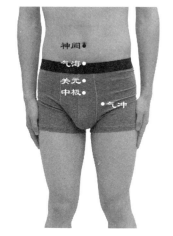

图 16-6　中极、气冲、神阙、关元、气海

［腧穴定位］

肾俞：在腰部，当第二腰椎棘突下，旁开1.5寸。见图16-1。

中极：下腹部，前正中线上，当脐中下4寸。见图16-6。

气冲：在腹股沟稍上方，当脐中下5寸，距前正中线2寸处。见图16-6。

三阴交：在小腿内侧，当足内踝尖上 3 寸，胫骨内侧后缘。见图 16-4。

脾俞见图 16-1，气海见图 16-2。

［针刺手法］取 30 号 1 寸不锈钢毫针，常规针刺消毒。病人俯卧位，取脾俞、肾俞；仰卧位，取气海、中极、气冲、三阴交。诸穴直刺，徐徐进针得气后，用小幅度提插捻转之补法，留针 30 分钟，间断行针，针后用艾条温和灸。

［注意事项］气海、中极、气冲、三阴交孕妇禁针。

［临床经验］遇劳即发加任脉之关元、足少阴肾经之横骨，以益肾兴阳；小便浑浊如膏加背俞穴之三焦俞、膀胱俞及足少阴肾经之原穴太溪，以健脾益肾、行气去浊、分清化浊。

［处方歌诀］

益气通淋中气陷，中极气冲气海全，

脾肾二俞三阴交，便涩腹胀始可安。

四、生血方

［穴位组成］心俞、脾俞、膈俞、足三里、三阴交、隐白。

［主治］心脾两虚证。

［辨证要点］本病多因于禀赋不足，生化气血乏源；或思虑过度，暗耗心脾之阴血；或久病不愈，失血过多，气血不足。症见面色萎黄或苍白无华，心悸怔忡，健忘不寐，食少便溏，肢懒体倦，神疲乏力，头晕耳鸣，舌质淡，苔薄白，脉细缓弱；或因脾不统血，而见便血、尿血、吐血、崩漏、月经量多而淡等症。

［组方要点］本方以脾之背俞穴脾俞、足太阴脾经之井穴隐白，以及脾经与肝经、肾经之交会穴三阴交，健脾生血、益气统血；心主血，故取心之背俞穴心俞，配以八会穴之血会膈俞，滋养心血、安神定志；再伍以足阳明胃经合穴足三里，补益中焦之气，滋养后天生血之源，同时增益气统血之功。诸穴相伍，共奏健脾补心、滋补后天、益气和胃、养血安神之功，则病可告愈。

［腧穴定位］

心俞：在背部，当第五胸椎棘突下，旁开 1.5 寸。见图 16-1。

脾俞：在背部，当第十一胸椎棘突下，旁开 1.5 寸。见图 16-1。

膈俞：在背部，当第七胸椎棘突下，旁开 1.5 寸。见图 16-1。

隐白：在足大趾末节内侧，距趾甲角 0.1 寸。见图 16-4。

三阴交见图 16-4，足三里见图 16-5。

[针刺手法] 取 30 号 1 寸不锈钢毫针，常规针刺消毒。病人俯卧位，取脾俞、膈俞、心俞；仰卧位，取足三里、三阴交、隐白。脾俞、膈俞、心俞向脊柱方向斜刺 0.5~1 寸，诸穴徐徐进针得气后，均用小幅度提插捻转之补法。足三里、三阴交、隐白针刺手法同前文。留针 30 分钟，间断行针。足三里、三阴交可用半枣核大艾炷行隔姜灸 3~5 壮。

[注意事项] 三阴交孕妇禁针。

[临床经验] 若心律失常加手厥阴心包经之络穴内关，内关又为八脉交会穴，通于阴维脉，能养心安神、平惊定悸；不寐加手厥阴心包经之络穴内关、手少阴心经之原穴神门，以宁心安神；盗汗加手少阴心经之郄穴阴郄，以益气养心、止汗平惊；胃脘痛加胃之募穴中脘，以和胃止痛；腹痛加大肠之募穴天枢，以调和胃肠、理气止痛；短气加任脉之气海，以益气平喘。

[处方歌诀]

　　　　生血心脾及膈俞，阴交隐白三里补，

　　　　思虑过度伤心脾，养心补血诸症除。

五、养肝方

[穴位组成] 肝俞、肾俞、膈俞、三阴交、太冲。

[主治] 肝之阴血不足。

[辨证要点] 本病多因久病精血亏损，肝络失养，或情志不畅，郁火伤及肝阴，筋脉失养所致。症见头晕耳鸣，目眩干涩，视物不清，爪甲不荣，两胁隐痛，夜寐不宁；或肢体麻木，手足震颤，肌肉瞤动，女子月经量少、色淡甚或闭经，舌淡，脉弦细。

[组方要点] 肝为刚脏，体阴而用阳，故肝血易伤，肝阳易亢。本方以足厥阴肝经之原穴太冲配肝之背俞穴肝俞，益肝养阴、平肝潜阳；足太阴脾经与足厥阴肝经、足少阴肾经之交会穴三阴交及八会穴之血会膈俞，益肝滋阴、养血活血；乙癸同源，故取背俞穴之肾俞，益肾养阴、滋水涵木。

[腧穴定位]

肝俞：在背部，当第九胸椎棘突下，旁开 1.5 寸。见图 16-1。

太冲：在足背侧，当第一、二跖骨间隙的后方凹陷处。见图 16-5。

肾俞、膈俞见图 16-1，三阴交见图 16-4。

［针刺手法］取 30 号 1 寸不锈钢毫针，常规针刺消毒。病人俯卧位，取肝俞、膈俞、肾俞；仰卧位，取三阴交、太冲。肝俞、膈俞向脊柱斜刺 0.5~0.8 寸，使局部有酸胀感，并向两胁间放散，针用补法，可加灸法；肾俞直刺 0.5~1 寸，使局部有酸胀感，并向臀部和下肢部放散，针用补法，可灸；三阴交直刺 0.5~1 寸、太冲直刺 0.3~0.5 寸，针用提插捻转之补法。留针 30 分钟，间断行针。

［注意事项］膈俞注意针刺角度和深度，不可深刺，以防气胸发生；肝俞右侧穴下深部为肝脏，不可深刺，以防刺伤肝脏；三阴交孕妇禁针。

［临床经验］若兼肝阳上亢，太冲先用泻法后用补法；肝失条达，木郁不疏，可加肝之募穴期门、足少阳胆经合穴阳陵泉；眩晕甚，加督脉之百会、足少阳胆经之风池；目涩视物不清，加足少阳胆经之光明、足太阳膀胱经之睛明；失眠多梦，加手厥阴心包经之络穴内关、手少阴心经之原穴神门；手足震颤加肌肉瞤动，加阳陵泉、手少阳三焦经之络穴外关；月经不调，加任脉之中极、关元。

［处方歌诀］

养肝方用三阴交，肝肾膈俞太冲调，

目涩胁痛手足颤，调肝补血诸症消。

六、润肺方

［穴位组成］肺俞、列缺、太渊、复溜、照海、太溪。

［主治］外感燥热，邪去正伤；或内伤虚火灼肺所致之肺阴虚证。

［辨证要点］症见鼻燥咽干，喉痛声哑，干咳无痰，或痰少而黏，或痰中带血，兼见潮热盗汗，颧红颊赤，手足心热，形体消瘦，舌质红绛少津，脉细数。

［组方要点］肺为水之上源，主输布津液濡润全身。外感燥热，内伤五志化火，虚火犯肺，均可导致肺金受损；若病久、病甚则兼肺肾阴虚，阴不制阳，诸症由生。一派肺阴虚症状及全身虚热症状是此方主证，肺阴虚津亏累及肾阴是此证病机。"肾足少阴之脉，……其直者，从肾上贯肝膈，入肺中，循喉咙，挟舌本"，故病变累及肾阴虚亦能导致喉咙疼痛。金水相生，故本方以肺俞合足少阴肾经之太溪、复溜、照海，滋肾润肺，养阴清热。肺俞配伍肾经原穴太溪，总调肺肾经气；列缺为手太阴肺经之络穴，宁金化痰、止嗽利咽；太渊为肺经原穴，为肺脏原气经过和留止之处，又为五输穴中的输穴，配五行属土，为肺金之母，

善治肺虚诸症，亦为脉之会穴，协同肺俞穴调补肺气、益气养阴。诸穴配伍，直达病所，专于通调肺气、益水养阴。

［腧穴定位］

肺俞：在背部，当第三胸椎棘突下，旁开 1.5 寸。见图 16-1。

列缺：在前臂桡侧缘，桡骨茎突上方，腕横纹上 1.5 寸，当肱桡肌与拇长展肌腱之间。见图 16-7。

太渊：在腕掌侧横纹桡侧，桡动脉搏动处。见图 16-7。

复溜：在小腿内侧，太溪直上 2 寸，跟腱的前方。见图 16-8。

照海：在足内侧，内踝尖下方凹陷处。见图 16-8。

太溪：在足内侧，内踝后方，当内踝尖与跟腱之间的凹陷处。见图 16-8。

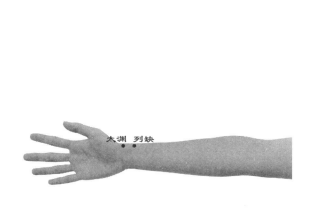

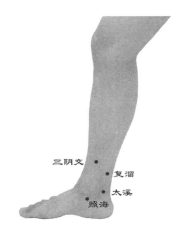

图 16-7　列缺、太渊　　　　图 16-8　复溜、照海、太溪、三阴交

［针刺手法］肺俞斜刺 0.5~0.8 寸，太溪直刺 0.5~1 寸，肺俞、太溪用捻转补法，余穴用平补平泻法。太渊直刺 0.3~0.5 寸，列缺向上斜刺 0.3~0.5 寸，使局部酸胀、沉重，或向肘部、肩部放散；复溜、照海直刺 0.5~0.8 寸，使局部酸麻或有触电感向足底放散，可扩散至整个踝部。

［注意事项］太渊下有桡动脉，针刺时应注意避开。

［临床经验］若咳嗽气逆加尺泽、膻中；阴虚火旺加鱼际；气阴不足加太渊、足三里；咯血加孔最；咽喉肿痛加少商。

［处方歌诀］

　　　　润肺列缺俞太渊，复溜照海太溪全，

　　　　肺阴虚证兼补肾，干咳痰黏诸症蠲。

七、四花祛痨方

［穴位组成］肺俞、膏肓、膈俞、胆俞。

［主治］肺气阴不足之痨病。

［辨证要点］症见咳嗽胸痛，痰红咯血，鼻燥口干，或喉痛声哑，呛咳少痰，兼见声短气怯，面色苍白，颧红潮热，盗汗遗精，手足心热，食少便溏，形体羸瘦，四肢乏力，舌红，脉虚细或细数。

［组方要点］此证主要病机为肺之气阴两虚，又以阴虚为重，表现为肺脏气机虚弱，津液不足，或伴余热。《医学入门》谓："骨蒸传尸劳瘵，宜早灸崔氏四花穴，晚则无及。又痨虫居肺间，蚀肺系，故咯血声嘶。此所谓膏之上，肓之下，针之不到，药之不及。宜早灸膏肓、肺俞、四花穴为佳。"四花穴即两侧膈俞、胆俞，为古人治疗痨瘵之经验要穴。方中肺俞益气补肺、宁金止嗽，膏肓主退虚热、除骨蒸而治虚劳羸瘦。以上诸穴取灸法，意在补阳益阴，使阳生阴长。

［腧穴定位］

　　肺俞：在背部，当第三胸椎棘突下，旁开 1.5 寸。见图 16-9。

　　膏肓：在背部，当第四胸椎棘突下，旁开 3 寸。见图 16-9。

　　胆俞：在背部，当第十胸椎棘突下，旁开 1.5 寸。见图 16-9。

　　膈俞：在背部，当第七胸椎棘突下，旁开 1.5 寸。见图 16-9。

［针刺手法］上穴施以麦粒灸，每次灸 3~5 壮，隔日一次，每穴可累计灸至百壮。若灸疮愈，可依前法继续灸治。

［注意事项］艾灸前后严格消毒，嘱咐病人注意灸疮卫生，保持干燥避风。

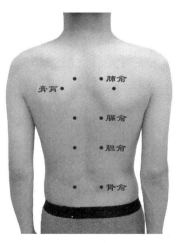

图 16-9　肺俞、膏肓、胆俞、膈俞、肾俞

[临床经验] 肺痨之气阴两虚者临床必针药结合，在艾灸的基础上辨证处以补益肺气、滋阴润肺之剂，如麦门冬汤或补肺阿胶汤，复其受损之阴，否则单以艾灸背俞穴以期补阳益阴，恐其养阴无源，阴不速长。若脾虚食少，可加灸脾俞；潮热甚可刺泻大椎；咳嗽气急可刺泻孔最、天突；胸痛可刺泻列缺、云门；咯血可刺泻孔最、尺泽；盗汗可刺泻合谷、阴郄。

[处方歌诀]

　　　　四花祛痨配肺俞，膏肓并用灸疮驻，

　　　　胸痛咳血体消瘦，宁金止嗽虚热除。

八、荣耳方

[穴位组成] 完骨、听宫、听会、太溪、肾俞、足三里、合谷。

[主治] 肾精亏虚，髓海不足，脑失髓充，或下元气虚，清气不能上荣于耳所致耳聋、耳鸣。

[辨证要点] 症见耳鸣渐起，声细调低，渐至耳聋不闻，头晕眼花，腰膝酸软，气短声怯或少气懒言，遗精带下，舌暗红或淡，脉细弱。

[组方要点] 耳目为脑接受信息，脑为髓海，是辨别声色的中枢。肾藏精，主骨生髓，开窍于耳，若肾精亏损，精髓生化不足，则影响到脑髓与耳窍的功能，如《灵枢·决气》所载"精脱者，耳聋"，《海论》所载"髓海不足，则脑转耳鸣"。张景岳有言："火为水之主，水即火之源，水火原不相离。"肾精需下元阳气化生骨髓，二者协同荣养上窍。若下元气虚，阴精难化，更有气血上升乏力，头脑供应有亏，则耳鸣之症应生。先有肾精元阳不足于下，后有耳窍经气匮乏，膜络失养松弛，故耳鸣、耳聋缠绵难愈，治法当补髓益气、阴阳双补。完骨、听宫、听会，为"靳三针"中耳三针处方，听宫、听会可宣通耳中经脉，完骨善于治疗骨传导障碍所致耳聋、耳鸣。太溪为足少阴肾经之输穴、原穴，乃原气输注之处。《灵枢·九针十二原》曰："五脏有疾，当取之十二原。"太溪既可滋肾阴、益肾精，又可补肾气，所治皆为肾阴或肾气不足之症；方中更有肾俞温阳化髓、阳中求阴；足三里、合谷健脾合胃，益气养血，扶后天以补先天。诸穴合用，共奏益精荣耳之功。

[腧穴定位]

完骨：在头部，当耳后乳突的后下方凹陷处。见图16-10。

听宫：在面部，耳屏前，下颌骨髁状突的后方，张口时呈凹陷处。见图16-10。

听会：在面部，当耳屏间切迹的前方，下颌骨髁状突的后缘，张口时呈凹陷处。见图16-10。

肾俞：在腰部，当第二腰椎棘突下，旁开1.5寸。见图16-9。

合谷：在手背，第一、二掌骨间，当第二掌骨桡侧的中点处。见图16-11。

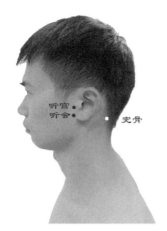

图16-10　完骨、听宫、听会

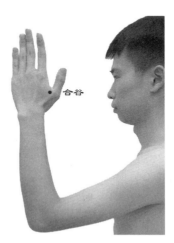

图16-11　合谷

太溪定位见图16-8，足三里定位见图16-5。

［针刺手法］足三里直刺1~1.5寸，使局部酸胀，用捻转补法，针感可沿足阳明胃经下行至足；太溪直刺0.5~1寸，用捻转补法，使局部有酸胀感，或有触电感向足底放散；肾俞直刺0.5~1寸，用捻转补法，使局部酸胀感向臀部和下肢部放散。上三穴针后可行灸法。听宫、听会张口直刺0.5~1寸，使局部酸胀感扩散至耳周部和半侧面部，用平补平泻法；完骨直刺0.5~0.8寸，局部酸胀感明显；合谷直刺1~1.2寸，用平补平泻法。

［注意事项］针听会、听宫时，张口取穴，缓慢进针，不可针刺过深，过深易致病人头晕。

［临床经验］兼有脾虚泄泻、中气下陷者加灸脾俞；气郁易怒、肝经热盛者针泻太冲；痰湿阻窍、三焦不通者泻支沟，补天枢。耳聋耳鸣之病机不外虚实两端，其中实者有三，虚者有二，实者当责肝热、痰阻、风寒闭束，虚者当治肾精、中气。病又有虚实夹杂，数证兼治者，当审证求因，配伍治疗。

［处方歌诀］

荣耳太溪与肾俞，三针三里配合谷，

耳鸣渐起至耳聋，滋肾荣耳听力复。

九、通元温补方

［穴位组成］肾俞、神阙、气海、关元、三阴交。

［主治］肾阳虚损，气化失司所致病证，主要表现为生殖功能受损与水液代谢失常。

［辨证要点］症见头晕耳鸣，腰酸腿软，小便清长，或尿频失禁，下肢水肿，男子遗精滑泄、阳痿不举，或女子性欲减退、虚寒不孕、带下清稀、胎动易滑，多兼见形寒怯冷，面色㿠白、黧黑，舌淡，脉弱。

［组方要点］"通元"为"通督调神，引气归元"治疗方法的简称。王冰有"益火之源，以消阴翳"之说。今下元虚寒，生殖受损，水液代谢失常者，属肾阳亏损，气化失司，肾与命门功能减退，法当温补肾阳、振奋阳气、化气行水。阳气振奋则功能可复，诸症好转。"虚则补之""寒则温之"，取肾俞者，一则因其是肾气所输注之处，二则因其为膀胱经腧穴，其气通于督脉，可温阳而直达病所。神阙、气海、关元居于人体前正中线上，为任脉的要穴。足阳明胃经夹脐，足太阴之筋结于脐，手少阴之筋下系于脐，且奇经八脉又纵横上下、沟通内外，脐与百脉相通，内联五脏六腑，外达四肢百骸，故神阙可谓一穴而系全身，为元阴、元阳系结的部位。又有关元、气海，壮元阳，益肾精，补气血，祛病寒。腹部三穴，灸之可从阴引阳，引火归元，与肾俞相辅相成。阳生于阴，独阳不长，《景岳全书》指出"善补阳者，必于阴中求阳，则阳得阴助而生化无穷"，佐以三阴交健脾和营养血，阳能以阴为基础，始能生生不息，生化无穷，且能防灸法温燥太过，伤阴动血。

［腧穴定位］

神阙：在腹部，当脐中央。见图16-6。

气海：在下腹部，前正中线上，当脐中下1.5寸。见图16-6。

关元：在下腹部，前正中线上，当脐中下3寸。见图16-6。

三阴交：在小腿内侧，当足内踝尖上3寸，胫骨内侧后缘。见图16-8。

肾俞见图16-9。

［针刺手法］此方证治以艾灸为主，合以针刺。依据辨证判断病情轻重，肾俞、气海、关元，以麦粒大艾炷直接灸，每穴 5~7 壮；或化脓灸，每穴 3~5 壮；或隔姜灸，每穴 3~5 壮。神阙用隔盐灸，3~5 壮。以上诸穴亦可行温针灸，先以 1.5 寸毫针针刺得气后，取适当长度艾条，将下部点燃后插于针柄上。背部穴位热感可传至腰骶和腹部，腹部穴位热感可传至背部及下肢。三阴交直刺 1~1.5 寸，使局部酸胀，采用捻转补法使针感向足底放散，或酸胀感扩至膝关节和股内侧，也可加灸，方法同上。

［注意事项］三阴交行气活血力量较强，肾虚易滑胎者应根据临床症状谨慎使用，甚至禁用。

［临床经验］可取关元俞作为肾俞之配穴，加强通督温阳之功，在此基础上若腰酸作痛明显者加上髎，腹痛泄泻者加大肠俞、脾俞，头晕目眩者加上星、百会，神疲健忘者加心俞，失眠烦躁者加神门、内关。

［处方歌诀］

        通元温补用关元，神阙气海肾俞全，

        主用灸法针阴交，通督引气共归元。

第十七章　固涩方

固涩方多用于机体功能衰退、基础物质外泄所致之证候（多属虚证），为久病不愈所设。津液只有通过气来固护，才能循行如常，气虚失护则津液外泄。组方时当根据病因细心补气，以恢复功能。阴虚火旺者，亦可造成津液外泄，此时单一涩止难以生效，必须于其中增以益阴清热之治。

一、温阳止汗方

［穴位组成］大椎、合谷、复溜、足三里、肺俞、肾俞。

［主治］卫阳不足之自汗。

［辨证要点］禀赋不足或情志不畅或久病伤阳导致肺肾阳虚，卫阳不足，不能固表，营阴易泄，故自汗出而恶风畏寒。症见平素体虚易感风邪，汗自出而恶风寒，肢体不温，神疲乏力，舌淡，苔白，脉浮虚软。

［组方要点］方取六阳经与督脉之交会穴大椎为主穴，针灸兼施，以通阳固表，扶正补虚；合谷为手阳明大肠经原穴，复溜为足少阴肾经经穴，二穴相配可滋阴解表、益气御风；足三里为足阳明胃经之合穴，针灸兼施，能温阳益气扶正、补益心脾，使汗之化源不竭；背俞穴之肺俞、肾俞温补肺肾阳气，以温阳固表。诸穴合用，共奏滋阴温阳、益气固表之功。

［腧穴定位］

大椎：在背部，后正中线上，第七颈椎棘突下凹陷处。见图17-1。

肺俞：在背部，第三胸椎棘突下，旁开1.5寸。见图17-1。

肾俞：在腰部，第二腰椎棘突下，旁开1.5寸。

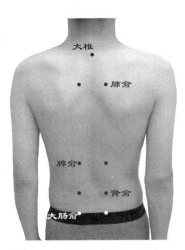

图17-1　大椎、肺俞、肾俞、脾俞、大肠俞

见图 17-1。

　　合谷：在手背，第一、二掌骨间，当第二掌骨桡侧的中点处。见图 17-2。

　　复溜：在小腿内侧，太溪直上 2 寸，跟腱的前方。见图 17-3。

　　足三里：在小腿前外侧，当犊鼻下 3 寸，距胫骨前缘外一横指。见图 17-3。

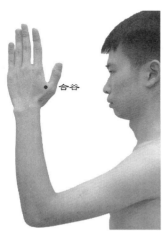

图 17-2　合谷

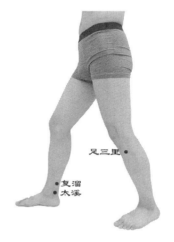

图 17-3　复溜、足三里、太溪

　　[针刺手法] 取 30 号 1 寸不锈钢毫针，常规针刺消毒。病人仰卧位，取合谷、复溜、足三里；俯卧位，取大椎、肺俞、肾俞。诸穴均直刺，徐徐进针得气后，用小幅度提插捻转之补法。大椎、肺俞、肾俞、足三里可加艾条灸。

　　[注意事项] 合谷孕妇禁针。

　　[临床经验] 阳气欲脱者加任脉之气海、关元，以及督脉之百会，以回阳救逆，防阳气虚脱；肾阳虚明显者加足少阴肾经之井穴涌泉，以温补肾阳；汗出过多伤阴者加足太阴脾经之三阴交、背俞穴之脾俞，以健脾益气养阴。

　　[处方歌诀]

　　　　　　　　温阳止汗肺肾俞，大椎复溜并合谷，

　　　　　　　　扶正补气兼三里，专治阳虚汗自出。

二、养阴敛汗方

[穴位组成] 阴郄、太溪。

[主治] 阴虚火扰，盗汗发热。

[辨证要点] 本病多因久病耗伤，或禀赋不足，或房劳过度，或过服温燥劫阴之品致肾阴亏虚，虚火内生，蒸津外泄所致。症见睡则汗出、醒则汗止，腰膝酸痛，头晕耳鸣，失眠多梦，五心烦热，潮热烦躁，遗精早泄，咽干颧红，舌红少津无苔，脉细数等；伴见面赤，口干唇燥，便难溲赤。治宜滋阴降火。

[组方要点] "汗为心之液"，故取手少阴心经之郄穴阴郄，针用泻法，以清心泻火止汗；太溪为足少阴肾经之原穴，针用补法，可滋阴补肾除虚热。二穴相配，能养阴清热、固表止汗，则病可告愈。

[腧穴定位]

阴郄：在前臂掌侧，当尺侧腕屈肌腱的桡侧缘，腕横纹上 0.5寸。见图 17-4。

太溪：在足内侧，内踝后方，当内踝尖与跟腱之间的凹陷处。见图 17-3。

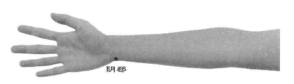

图 17-4　阴郄

[针刺手法] 取 30 号 1 寸不锈钢毫针，常规针刺消毒。病人仰卧位，各穴直刺，徐徐进针得气后，阴郄用大幅度、快频次提插捻转之泻法，太溪用小幅度提插捻转之补法。

[临床经验] 兼有咳嗽咯血者，加补手太阴肺经之合穴尺泽、泻手太阴肺经之荥穴鱼际，以行气活血、滋阴止咳；气阴两虚者，加补背俞穴之肺俞、膏肓，以补气滋阴；大便秘结者，加泻背俞穴之大肠俞，以调理胃肠、润肠通便；小便黄赤者，泻任脉之关元、中极，以滋阴清热、益气凉血。

[处方歌诀]

养阴敛汗调心肾，虚火阴亏汗涔涔，

补之太溪泻阴郄，随症加减针药存。

三、通元止泻方

［穴位组成］肾俞、脾俞、大肠俞、天枢、关元、神阙、足三里。

［主治］脾肾阳虚之久痢、久泻。

［辨证要点］本病多因禀赋不足，或久病耗伤，或房劳过度，导致脾肾阳虚，脾阳虚则水谷津液运化失常，肾阳虚则气化水液失司，不能分清泌浊，从而发为此病。症见久痢、久泻不止，完谷不化，腹部喜温喜按，倦怠少食，腰酸肢冷，腹满肠鸣，面色萎黄，或见脱肛，舌淡，苔白，脉细弱。

［组方要点］此方以神阙隔盐灸为主，神阙为任脉之要穴，为元气所系之处，隔盐重灸能培元固脱；配以任脉之关元，可温补元阳；辅以背俞穴之脾俞、肾俞，针灸并施，可加强温补脾肾阳气之功，助主穴摄肠固脱；背俞穴之大肠俞、大肠之募穴天枢，通调胃肠；胃经合穴足三里，调运上下，使脾清得升，以止泻。诸穴合用，共奏温阳补元、健脾益肾、通调胃肠之功。

［腧穴定位］

脾俞：在背部，当第十一胸椎棘突下，旁开 1.5 寸。见图 17-1。

大肠俞：在腰部，当第四腰椎棘突下，旁开 1.5 寸。见图 17-1。

天枢：在中腹部，脐中旁开 2 寸处。见图 17-5。

关元：在下腹部，前正中线上，当脐中下 3 寸。见图 17-5。

神阙：在腹部，当脐中央。见图 17-5。

肾俞见图 17-1，足三里见图 17-3。

［针刺手法］取 30 号 1 寸不锈钢毫针，常规针刺消毒。病人俯卧位，取肾俞、脾俞、大肠俞；仰卧位，取天枢、关元、神阙、足三里。肾俞直刺 0.5~1 寸，局部出现酸胀感，可向臀部和下肢部放散；脾俞斜刺 0.5~0.8 寸，局部有酸胀感，可向腰部放散；大肠俞直刺 0.5~1 寸，局部出现酸胀感；关元直刺 0.5~1 寸；足三里直刺 1~2 寸，使有麻电感并向足背反射；天枢直刺 1~1.5 寸，局部出现酸胀感，可向同侧腹部扩散。诸穴徐徐进针得气后，

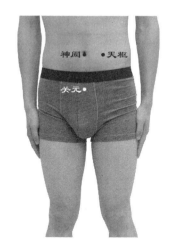

图 17-5 天枢、关元、神阙

用小幅度提插捻转之补法。神阙用隔盐灸，肾俞、脾俞亦可用艾条灸。

［注意事项］天枢、关元、神阙孕妇禁针；肾俞深部为肾脏，故不能深刺，以防刺伤肾脏；湿热或食滞所致泄泻禁用本方。

［临床经验］若见脱肛者加灸督脉之百会，以升阳举陷固脱；兼恶心纳呆者加泻手厥阴心包经之络穴内关，补胃之募穴中脘、足太阴脾经之穴三阴交，以宽胸醒脾、和胃降逆。

［处方歌诀］

<blockquote>
阳虚泻痢谷不化，脾肾大肠三里加，
天枢关元神阙并，通阳止泻用灸法。
</blockquote>

第十八章　安神方

本章处方主要用于治疗失眠等心神不宁病证。方中以百会、印堂为主穴，蕴含"通督"之义。

[穴位组成] 百会、印堂、神门、内关、心俞、肾俞。

[主治] 失眠。

[辨证要点] 第一种情况是：情志所伤或情志不遂，肝气郁结，肝郁化火，邪火扰动心神，心神不安而不寐；或由五志过极，心火内炽，扰动心神而不寐；或由思虑太过，损伤心脾，心血暗耗，神不守舍，脾虚生化乏源，营血亏虚，不能奉养心神而不寐，如《类证治裁·不寐》曰："思虑伤脾，脾血亏损，经年不寐。"症见少寐，急躁易怒，目赤口苦，大便干结，舌红，苔黄，脉弦而数。

第二种情况是：饮食不节，脾胃受损，宿食停滞，壅遏于中，胃气失和，阳气浮越于外而卧寐不安，如《张氏医通·不得卧》云："脉滑数有力不得卧者，中有宿滞痰火，此为胃不和则卧不安也。"或由过食肥甘厚味，酿生痰热，扰动心神而不眠；或由饮食不节，脾胃受伤，脾失健运，气血生化不足，心血不足，心失所养而失眠。症见多梦易醒，头晕目眩，神疲乏力，面黄少华，舌淡，苔薄，脉细弱。

第三种情况是：病后、年迈久病血虚，产后失血，年迈血少等，引起心血不足，心失所养，心神不安而不寐。正如《景岳全书·不寐》所说："无邪而不寐者，必营气之不足也，营主血，血虚则无以养心，心虚则神不守舍。"症见心烦不寐，五心烦热，耳鸣健忘，舌红，脉细数。

[组方要点] 手厥阴心包经之络穴内关、手少阴心经之原穴神门、经外奇穴之印堂，理气调经、宁心安神；督脉之百会，通阳调经、益气安神；背俞穴之心俞、肾俞，补益心肾。

[腧穴定位]

百会：当头部，前发际正中直上 5 寸，两耳尖连线的中点处。见图 18-1。

印堂：在额部，当两眉头之中间。见图 18-2。

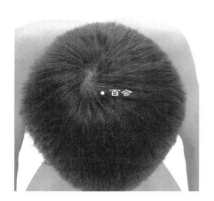

图 18-1　百会

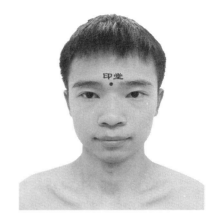

图 18-2　印堂

神门：在腕部，腕掌侧横纹尺侧端，尺侧腕屈肌腱的桡侧凹陷处。见图18-3。

内关：在前臂掌侧，当曲泽与大陵的连线上，腕横纹上2寸，掌长肌腱与桡侧腕屈肌腱之间。见图18-3。

心俞：在背部，当第五胸椎棘突下，旁开1.5寸。见图18-4。

肾俞：在腰部，当第二腰椎棘突下，旁开1.5寸。见图18-4。

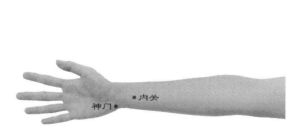

图 18-3　神门、内关

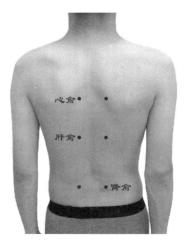

图 18-4　心俞、肾俞、肝俞

[针刺手法] 取30号1寸不锈钢毫针，常规针刺消毒。病人俯卧位，取心俞、肾俞；仰卧位，取百会、印堂、神门、内关。百会平刺0.5~1寸，局部酸胀

感可扩散至头顶；印堂向下平刺 0.3~0.5 寸，局部有酸胀感，可向下放散；神门直刺 0.3~0.5 寸，局部有酸胀感，并可有触电感向指端放散；内关直刺 0.5~1 寸，局部出现酸麻感，可向前臂和中指放散；肾俞直刺 0.5~1 寸，局部出现酸胀感，可向臀部和下肢部放散；心俞斜刺 0.5~0.8 寸，局部出现酸胀感，可沿季肋到达前胸。诸穴徐徐进针得气后，补虚泻实，或先泻其邪以止其呕，再补其正，虚者可加灸。

［注意事项］神门深层有尺动脉、尺静脉，故针刺时当注意避开；内关局部有血管及正中神经分布，不宜采用大幅度提插手法；肾俞深部为肾脏，故不能深刺，以防刺伤肾脏；心俞内正对心脏，针刺时注意不能过深。

［临床经验］心火旺者加手厥阴心包经原穴大陵、手少阴心经之荥穴少府，以清心安神；肾阴虚甚者加足少阴肾经之原穴太溪，以加强滋补肾阴之功；脾虚重者加背俞穴之脾俞、足太阴脾经之穴三阴交，以健脾益气、安神；肝郁甚者加背俞穴之肝俞、足厥阴肝经之荥穴行间，以疏肝解郁。

［处方歌诀］

　　　　　失眠病位基于心，火食血虚皆为因，
　　　　　百印神门关心肾，补虚泻实须详审。

第十九章　消瘿方

瘿病部位在咽喉，为足厥阴肝经循行之位，如《灵枢·经脉》言："肝足厥阴之脉……络胆，上贯膈，布胁肋，循喉咙之后，上入颃颡。"肝体阴用阳、主疏泄，疏泄顺则全身气机调畅，郁结消散。本类方主要针对实证中的气瘿，从标本根结拟方取义，从肝论治。临证时注意首辨阴阳、后辨虚实。瘿病日久耗伤阴津，喉旁硬结时大时小，为虚象，此时不可犯"虚虚实实"之戒，当与补益方合用加减。本类方源于八法中的消法。

[穴位组成] 阿是穴、合谷、太冲、肝俞、膻中。

[主治] 气瘿。

[辨证要点] 本病多因情志不畅所致。情志不畅，肝郁气滞，肝失条达，脾失健运，水湿停留，聚而为痰，痰气互凝，结于颈靥，故颈粗瘿肿；气本无形，怒则气长，喜则气消，故肿胀呈弥漫性而边界不清；痰为阴邪，气虽结而未化火，故皮色如常；证属痰气互结，无明显血瘀之证，故质软不痛。症见颈粗瘿肿，质较软，可伴有结节，烦躁易怒，善饥消食，舌淡红，苔薄，脉弦，为肝郁气滞之象。

[组方要点] 取阿是穴围刺，疏通、调和局部气血，以行气活血、祛瘀消肿；手阳明大肠经原穴合谷与足厥阴肝经原穴太冲相配伍，一气一血、一阳一阴、一升一降，相互为用，协同增强行气活血、祛瘀消肿的作用；背俞穴之肝俞、气会膻中，疏肝益气、行气解郁。诸穴合用，共奏行气活血、祛瘀消肿、疏肝理气、调经活络之功。

[腧穴定位]

合谷：在手背，第一、二掌骨间，当第二掌骨桡侧的中点处。见图19-1。

太冲：在足背侧，当第一、二跖骨间隙的后

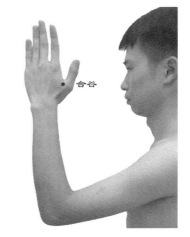

图 19-1　合谷

方凹陷处。见图 19-2。

　　肝俞：在背部，当第九胸椎棘突下，旁开 1.5 寸。见图 18-4。

　　膻中：在胸部，当前正中线上，平第四肋间，两乳头连线的中点。见图 19-3。

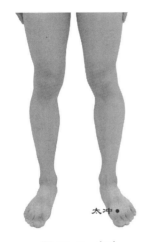

图 19-2　太冲

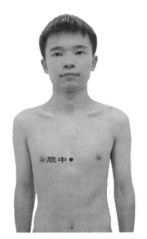

图 19-3　膻中

　　[针刺手法] 取 30 号 1 寸不锈钢毫针，常规针刺消毒。根据病变大小在其外周选用 4~10 个穴，针尖向瘿瘤处平刺，进针 0.1 寸，采用快频次捻转泻法。病人俯卧位时取肝俞，仰卧位时取合谷、太冲、膻中。肝俞直刺 0.5 寸，使针感向肋间放散；太冲直刺 0.5~1 寸，使局部酸胀感向足底放散；合谷直刺 0.5~1 寸，局部酸胀感可向手掌、食指及拇指放散；膻中平刺或斜刺 0.5~0.8 寸，针达骨膜后行捻转手法，以加强针感，使局部有酸胀感，或扩散至前胸。

　　[注意事项] 阿是穴进针不宜过深，避开重要血管及器官。肝俞右侧穴下深部为肝脏，不可深刺。孕妇不宜针合谷。

　　[临床经验] 脾虚加背俞穴之脾俞、足阳明胃经之合穴足三里，以温阳健脾，得气后采用捻转补法；兼有痰湿者加足阳明胃经之络穴丰隆、胃之募穴中脘，以化湿祛痰、降逆，针用泻法；血滞甚者加足太阴脾经之血海、郄穴地机及手阳明大肠经之原穴合谷，以健脾益气、活血祛瘀，针用泻法。

　　[处方歌诀]

　　　　　　消瘿方功散瘿肿，痰气互凝结于颈，

　　　　　　太冲肝俞膻中谷，阿是围刺可疏通。